100세 시대
두 발 혁명

100세 시대

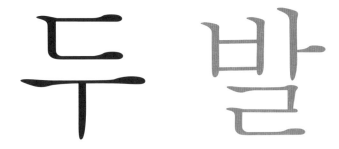

정형외과 족부전문의가 알려주는 발 건강 바이블

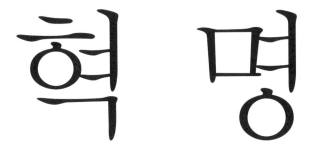

100세까지 생동감 있는 삶을 위해, 두 발 혁명

편안하게 앉아서 조용히 눈을 감습니다. 천천히 심호흡을 하면서 마음을 가라앉힙니다. 그러고는 온몸의 신경을 집중해 나의 두 발을 느껴봅니다. 가장 낮은 곳에서 평생토록 나를 떠받치고 있는 발. 좁고 갑갑한 신발 속에 갇힌 채로 평생 나를 위해 봉사한 발. 이 두 발 덕분에 세상 좋은 곳도 구경 다니고, 맛있는 음식도 먹으러 다니고, 또 삶의 현장을 발바닥에 땀나도록 누비고 다닐 수 있었습니다.

그런 발에게 지금껏 고마움을 느껴본 적 있는지 떠올려보세요. 바쁘게 살다 보면 소중한 것의 고마움을 잘 느끼지 못하기 마련입니다. 고장 나고 병들어 아파서야 발에 관심을 갖게 됩니다. 하지만 그땐 이미 늦었습니다. 발을 바라보면 이미 변형되어 있고, 살이 빠져 앙상하고 쭈글쭈글합니다.

사랑하는 사람은 있을 때 잘하고, 건강은 건강할 때 지키라고 했습니다. 잃고 나서 후회해봤자 소용없는 일입니다. 발 건강도 마찬가지입니다. 발이 아파서 뒤늦게 고생하며 후회하는 환자들을 보며 진료실에서 안타까움을 느낄 때가 많습니다. 이제는 운동을 하고 싶어도 발가락이 내 맘대로 움직이지 않는 경우가 허다합니다. 진작부터 발 건강에 관심을 가졌더라면 이렇게까지 나빠지진 않았을 텐데…. 발 건강에 대한 무지와 무관심으로 얻은 결과입니다.

20년 이상 의사 생활을 하면서 이런 환자들을 수도 없이 만났습니다. 발을 전문으로 하는 정형외과 전문의로서 다양한 발 질환으로 고생하는 환자들을 많이 봅니다. 그중에는 쉽게 고칠 수 있는 경우도 있지만, 망가질 대로 망가진 발로 치료의 한계가 있을 때도 있습니다. 치료를 해도 어느 정도 나아질 수는 있지만 완전히 건강한 발로 돌아가기는 어렵습니다. 그래서 한 분이라도 더, 하루라도 빨리 발 건강을 챙기길 바라는 마음으로 이 책을 쓰게 되었습니다.

이 책의 모태는 2021년 3월에 문을 연 유튜브 〈김범수교수의 발 편한세상〉입니다. 진료실에서 못 다한 이야기를 친절하게 설명해줄 수 있는 채널이 있으면 좋겠다는 생각으로 영상을 찍어 올렸는데, 뜻밖에도 구독자가 12만 명을 넘어섰습니다. 족저근막염, 무지외반증, 맨발 운동 영상은 모두 조회수 100만을 훌쩍 넘겼고, 풋코어 영상들도 100만 조회수를 앞두고 있습니다. 이렇게 많은 분이 볼 줄 몰랐는데, 생각했던 것보다 전국적으로 훨씬 더 많은 분이 발 통증으로 고통받고 있다는 사실을 알게 되었습니다. 각 영상에 달린 댓글들을 보면 발이 아파서 고생하는 수많은 분의 구구절절한 사연들이 가득합니다. 수개월에서 수십 년간 여러 병원을 전전하며 돈은 돈대로 쓰면서 온갖 치료를 다 받아봤는데도 낫지 않는다며, 이제는 포기하고 절망 속에서 지내고 있다는 댓글들을 보면 마음이 무겁습니다.

100세를 사는 시대에 도래했습니다. 뼈 건강, 마음 건강 등 아프지 않고 행복하게 살려면 모든 것이 중요하지만 발 건강도 빼놓을 수 없습니다. 사람이 활력 있게 살려면 일단 두 발로 잘 걸을 수 있어야 합니다. 걸어야 운동이 되고 에너지가 만들어지며 그 에너지로 생동감 있게 살 수 있습니다.

대학병원에서 근무하다 보면 가끔 깜짝 놀랄 만큼 건강한 어르신들을 만나곤 합니다. 보호자 없이 혼자서 정정하게 진료를 보러 오는 90대 어르신을 뵙게 되면 그 비결을 여쭙곤 합니다. 그렇게 해서 찾은 100세 건강의 비결이 바로 발 건강입니다. 직립보행을 하는 인간은 발이 건강해야 움직일 수 있습니다. 움직여야 운동해서 건강을 유지할 수 있고, 움직일 수 있어야 사람도 만나고 사회 활동을 유지할 수 있습니다.

한 발짝 디딜 때마다 발바닥에 통증이 있으면 생각보다 일상생활에 미치는 영향이 큽니다. 집 안에서 맨발로 걷는 것도 힘들고, 밖에 나가서 운동을 하고 사회활동을 하는 것도 매우 어려운 일이 됩니다. 그러다 보면 운동량이 현저히 줄어 여러 가지 성인병이 악화되고, 마음도 우울해지는 경우가 많습니다. <u>그래서 발은 전신 건강의 뿌리라고 단언할 수 있습니다.</u>

평생토록 두 발을 혹사시킨 결과는 다양하게 나타납니다. 족저근막염, 무지외반증, 지간신경종, 평발, 관절염 등이 대표적입니다. 이런 만성 질환의 특징은 잘 낫지 않는다는 점입니다. 만성적인 발 질환은 왜 잘 낫지 않을까요? 병원을 다니며 치료를 받는데도 왜 이렇게 고통 속에 있는 분이 많은 걸까요? 그 원인을 무너진 풋코어에서 찾아볼 수 있습니다. <u>우리 몸에는 전신의 중심을 잡아주는 복근과 척추세움근 같은 코어 근육이 있다면, 발에는 발의 중심을 잡아주는 풋코어 근육이 있습니다. 풋코어라는 단어가 낯설게 들릴 수 있는데, 쉽게 풀어보자면 풋코어는 발 안에 있는 작은 근육들을 말합니다. 이 근육들은 발의 구조적인 안정성과 정상적인 기능을 담당하기 때문에 발 건강의 핵심이라고 할 수 있습니다.</u> 풋코어가 튼튼하면 발이 짱짱하고 건강하지만, 풋코어가 약하고 흐물흐물하면 발의 구조적인 안정성이 흔들립니다. 결과적으로 발의 아치가 무너지거나 무지외반증이나 발가락이 구부러지는 등 여러 가지 변형이 생기고 족저근막염, 지간신경종 같은 질병으로 이어집니다.

풋코어의 약화는 발 질환의 원인이 되기도 하지만, 병원에 가서 치료를 받아도 잘 낫지 않는 이유이기도 합니다. 예를 들어, 근육이 다 말라서 제 기능을 못하니까 근막에 무리가 와서 족저근막염이 생겼는데 약해진 근육은 내버려두고 염증 부위에 주사나 충격파치료만 해서는 근본적인 문제가 해결되지 않습니다. 무지외반증이나 평발 같은 변형도 수술을 해도 근육이 약하면 재발할 수 있습니다. 이렇듯 풋코어 근육은 거의 모든 발 질환과 연결되어 있습니다.

그렇다면 풋코어는 왜 약해질까요? 운동 부족과 신발에 의한 과잉보호, 노화 현상 등 원인은 다양하지만 충분히 사용하지 않아서 약해지는 것이 핵심입니다. 인간의 발도 원숭이처럼 발가락을 벌려서 물건을 쥘 수 있는 능력이 있지만, 평생 써먹지 않다 보니 기능이 퇴화되는 겁니다. 그러면 만 보 걷기를 하면 풋코어가 튼튼해질까요? 그렇지 않습니다. 풋코어 근육에 직접적인 자극을 줘야 풋코어를 강화시킬 수 있습니다. 이러한 사실을 모른 채로 나이가 들다 보면 어느 날 갑자기 앙상하게 마른 두 발을 마주하게 됩니다. 중요한 것은 지금 이 순간에도 당신의 풋코어가 조금씩 무너지고 있다는 사실입니다.

100세까지 걷는 행복을 누리는 자가 될 것인가, 아니면 인생의 마지막 10~20년을 누워서 지내다가 갈 것인가. 지금 시간을 들여 발 건강에 주의를 기울인다면 남은 노후를 스스로 선택할 수 있습니다.

그동안 대학병원 족부 전문 정형외과 교수로서 환자를 진료하고 연구하면서 얻은 지식과 발 건강 관리의 노하우를 이 책에 알차고 재미있게 담았습니다. 1장에서는 발의 구조와 원리, 2장에서는 발 건강의 핵심인 풋코어의 중요성, 3장에서는 질환을 예방하고 풋코어를 강화시키는 운동법을 소개하고 있습니다. 앞 장을 읽을 시간이 없는 분들은 3장에서 소개하고 있는 풋코어 강화 운동만 따라해도 발의 급격한 노화를 막을 수 있습니다. 이 글을 읽고 있는 한 분 한 분이 이제부터라도 발 건강을 챙겨서 100세까지 걷는 행복을 누릴 수 있기를 진심으로 바랍니다.

사랑하는 부모님과 가족, 존경하는 스승님, 동고동락하는 제자들, 그리고 친애하는 대한족부족관절학회 여러 교수님들께 그동안 베풀어주신 은혜와 사랑에 깊은 감사 인사를 전합니다. 그동안 저와 희로애락을 함께해주신 환자분들과 저에게 늘 큰 힘이 되어주는 〈김범수교수의 발편한세상〉 구독자 여러분, 그리고 앞으로 발 편한 세상을 살고자 하는 모든 분께 이 책을 바칩니다.

2024년 3월
김범수

1장

당신의 건강수명은
두 발에 달려 있다

3장
100년을 걷게 해주는
발 건강 관리 비법

4장
제대로 알고 하는
맨발 걷기

5장

정형외과 의사로서
당신에게 건네는 조언

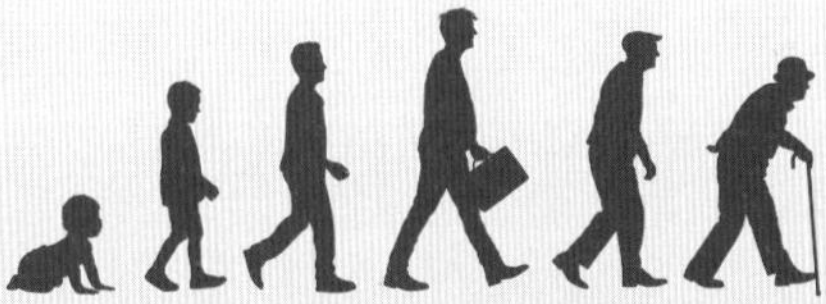

당신의 건강수명은
두 발에
달려 있다

인체공학상 최고의 걸작,
발

나무에게 뿌리가 있다면 인간에게는 두 발이 있습니다. 발은 가장 밑바닥에서 우리 몸을 지탱해주고, 앞을 향해 나아갈 수 있게 해줍니다. 발의 면적은 두 발을 합쳐도 전신의 2%에 불과합니다. 그렇게 작은 면적이 몸 전체 무게를 지탱하고 있으니 한 발로 서면 자신보다 100배에 달하는 크기를 짊어지고 있는 셈입니다. 뿐만 아니라 발은 매 순간 우리가 걷고 달릴 때 바닥을 박차고 나갈 수 있도록 단단해졌다가 착지할 때는 카멜레온처럼 부드럽게 변신해서 충격을 흡수합니다. 어떻게 이런 일이 가능한 걸까요?

발은 매우 복잡하고 정교하게 설계되어 있습니다. 한 발에는 총 26개의 뼈가 있는데, 영어 알파벳이 총 26자이니 결코 적은 숫자가 아닙니다. 전신의 뼈가 206개인데 두 발을 합쳐 52개이니 전신의 뼈 중 25%가 발을 구성하고 있는 겁니다. 발을 제외한 다리의 나머지 부분 즉, 허벅지와 종아리는 발보다 훨씬 면적이 넓지만 단지 4개의 뼈(대퇴골, 슬개골, 경골, 비골)로 구성되어 있습니다. 한쪽 다리를 구성하고 있는 뼈는 허벅지부터 발끝까지 다 합쳐서 총 30개로 이 중 26개가 발에 있습니다. 그만큼 발의 구조와 기능이 복잡하고 중요하다는 방증입니다. 뼈 외에도 한쪽 발에는 30개의 관절, 19개의 근육, 107개의 인대가 아주 정교하게 이어져 있습니다.

무릎과 비교하면 발이 얼마나 일을 잘하는지 알 수 있습니다. 무릎은 단지 4개의 뼈로 이루어져 있고 단순히 구부리고 펴는 동작만 수행합니다. 무릎은 관절도 크고 발보다 적은 무게를 감당하는데도 내구성이 떨어져서 퇴행성관절염이 잘 생깁니다. 나이가 들면 발보다 무릎이 아픈 환자가 훨씬 많습니다. 매년 우리나라에서 관절염으로 인공관절 수술을 받는 환자 수를 살펴보면 발목보다 무릎 환자가 100배나 많습니다. 무릎에 비하면 발은 여러 개의 작은 뼈들이 유기적으로 작동하여 다양한 움직임을 만들어냅니다. 부품도 많고 더 큰 하중을 감당하면서도 내구성이 훨씬 좋은 편이니, 그만큼 잘 만들어졌다고 할 수 있습니다.

손과 비교해볼까요? 얼핏 생각하면 손이 발보다 훨씬 섬세하고 복잡할 것 같지만, 뼈의 개수로 따지면 손은 발에 비해 불과 1개의 뼈가 더 있을 뿐입니다. 손목에 있는 작은 콩알뼈 1개를 제외하면, 손과 발의 뼈 개수는 같습니다. 발은 손처럼 물건을 쥐거나 섬세한 동작을 하지는 않지만, 전신의 무게를 지탱하면서도 넘어지지 않도록 균형을 잡고 민첩하게 움직일 수 있게 해줍니다. 손으로 전신을 떠받치며 물구나무서기를 하면 아무리 운동을 잘하는 사람도 1분을 버티기가 쉽지 않은데, 발은 그런 일을 매일 묵묵히 수행하고 있습니다.

그렇다면 과연 하루 동안 발에 가해지는 무게는 얼마나 될까요? 한 걸음 한 걸음 걸을 때마다 발에는 체중이 실립니다. 체중 60kg인 사람이 하루 만 보를 걸으면, 두 발에 누적되는 무게는 총 600톤(60kg × 10,000보 = 600,000kg = 600t)이나 됩니다. 일부러 걷기 운동을 하지 않더라도 일상생활에서 우리는 하루에 수천 보씩은 걸으니, 발은 매일 수백 톤의 무게를 감당하고 있는 셈입니다. 게다가 달리기를 하면 체중의 4배 정도나 되는 하중이 발에 실리게 되므로 걸을 때보다 더 큰 충격이 가해집니다.

달리는 속도와 보폭 등에 따라 차이가 있지만, 한 시간 동안 달리기를 하면 보통 6,000~1만 보 정도를 뜁니다. 이때 누적되는 무게는 한쪽 발에 약 720~1200톤이나 됩니다.

그렇다면 우리가 일생 동안 걷는 거리는 얼마나 될까요? 사람마다 활동량과 보폭도 다르고 수명도 다르기 때문에 차이가 크지만, 계산을 한번 해봤습니다. 하루에 4000~6000보를 걷는다고 했을 때, 평생 약 1억 2,000~1억 8,000보(4000~6000보 × 365일 × 83.6년(2021년 대한민국 평균 기대수명))를 걷게 됩니다. 이를 거리로 환산하면 평균 보폭 0.76m로 계산했을 때 약 9만 3,000~13만 9,000km가 됩니다. 이는 지구를 2.3~3.5바퀴 도는 거리와 같고, 서울과 부산을 왕복으로 116~174회를 오가는 거리와 같습니다. 특별히 운동을 많이 하는 사람이 아니라도 보통의 일상적인 삶을 사는 사람이라면 평생 서울과 부산을 왕복으로 100번도 훨씬 넘게 걸어서 왔다 갔다 한다는 뜻입니다.

나의 두 발이 평생토록 이렇게나 많은 무게를 지고, 이렇게나 많은 거리를 걷고 있는 줄 미처 알지 못했습니다. 그동안 발의 수고로움을 알아주기는커녕 관심도 가져주지 못한 것 같아서 미안한 마음이 듭니다.

「모나리자」와 「최후의 만찬」 등을 그린 천재 화가이자 뛰어난 과학자였던 레오나르도 다빈치는 "인간의 발은 인체공학상 최고의 걸작이자 예술품이다(The human foot is a masterpiece of engineering and a work of art)."라는 멋진 말을 남겼습니다. 발명가이자 해부학자이기도 했던 그의 눈에도 발의 구조와 기능이 특별하게 느껴졌던 것 같습니다.

우리 모두는 기가 막히게 잘 만들어진 걸작을 두 개씩 가지고 태어났습니다. 하지만 아무리 명품이라도 함부로 사용하거나 관리하지 않으면 어느새 못쓰게 되기 마련입니다. 발도 예외는 아닙니다. 망가지기 전에 미리 잘 관리해서 오랫동안 사용해야 합니다.

사람이 침팬지보다
잘 걷고 뛸 수 있는 이유, 아치

땅 위를 걷는 모든 동물이 발을 가지고 있지만 인간의 발은 특별합니다. 인간은 지구에서 직립보행이 가능한 생물 중 두 발로 걷는 능력이 가장 뛰어나며, 그 덕분에 두 손을 자유롭게 사용할 수 있게 되었습니다. 원숭이 같은 다른 영장류도 사람과 비슷하게 생긴 발이 있지만 인간처럼 두 발로 오래 걷지는 못합니다.

영장류 중에서도 침팬지는 사람과 가장 유사하게 생겼는데, 유전학적으로 DNA의 98%를 사람과 공유한다고 합니다. 사람과 침팬지의 뼈 해부도를 얼핏 보면, 마치 어른과 아이의 골격을 그려놓은 것처럼 보입니다. 수의사가 아닌 제가 봐도 침팬지의 모든 뼈 이름을 한 번에 댈 수 있을 정도로 사람과 유사합니다.

뼈의 위치와 배열이 비슷할 뿐만 아니라 한 발에 26개의 뼈가 있는 것도 똑같습니다.

침팬지도 사람처럼 두 발로 서서 몇 발자국 걸을 수 있습니다. 하지만 오래 걷지는 못하고 금세 양손으로 바닥을 짚

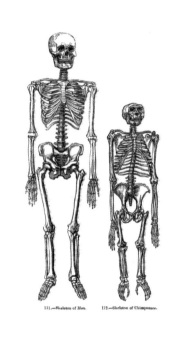

인간의 골격(좌), 침팬지의 골격(우)

고 네발로 걷습니다. 왜 그럴까요? 침팬지가 두 발로 오래 걷지 못하는 가장 큰 이유는 바로, 발의 아치가 없기 때문입니다. 침팬지의 발은 손과 비슷하게 생겼습니다. 침팬지는 땅에서 걷는 것보다 나무를 타는 게 더 중요하기 때문에 발로 나뭇가지를 잘 쥘 수 있도록 설계되었습니다. 손처럼 발가락의 엄지와 검지 사이가 많이 벌어져 있고, 길이도 손가락처럼 길쭉길쭉합니다. 그래서 마치 4개의 손을 사용하듯이 편안하게 나뭇가지 사이를 옮겨 다닐 수 있습니다.

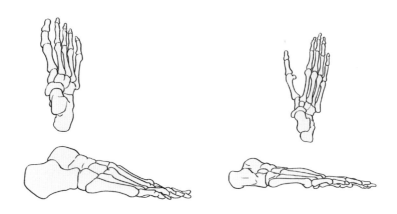

인간의 발(좌), 침팬지의 발(우)

　사람의 발은 아치 구조로 되어 있어 두 발로 서도 무너지지 않
고 단단하게 잘 버티지만, 침팬지의 발은 평평한 구조여서 무게
를 버티지 못하고 쉽게 구부러집니다. 침팬지뿐만 아니라 사람
을 제외한 모든 유인원의 발에는 아치가 없습니다. 아치가 아주
조금 있다는 주장도 있지만 거의 없는 것과 다름없습니다.

　사람의 발은 두 발로 서서 직립보행을 할 수 있도록 설계되었
습니다. 그러기 위해서 사람의 발에만 있는 것이 바로, 발의 아
치(arch, 궁) 구조입니다. 몸의 1/4에 해당하는 많은 뼈가 두 발
에 모여 있지만, 이 자잘한 뼈들이 침팬지의 발처럼 납작하게 모
여만 있으면 제대로 힘을 쓰지 못합니다. 사람이 두 발로 섰을

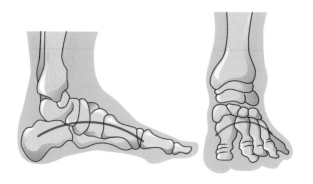

종아치(좌), 횡아치(우)

때 온몸의 체중을 지탱할 수 있는 가장 효율적인 구조가 바로 아치 구조입니다. 건축에서도 아치는 무게를 가장 효율적으로 지탱할 수 있는 구조입니다. 그런데 발은 건축물처럼 단지 무게만 지탱하고 서 있는 게 아니라, 보행을 할 때 충격을 흡수하기도 하고, 스프링처럼 에너지를 저장했다가 박차고 나갈 수도 있습니다. 걷거나 달릴 때 착지 동작에서는 발이 부드러워지면서 충격을 흡수하고, 바닥을 박차고 나갈 때는 발이 단단해져서 추진력을 얻습니다. 우리는 발의 아치 덕분에 장거리를 걸을 수 있고 오래 달릴 수도 있습니다.

발의 아치 구조를 좀 더 자세히 들여다보면, 세로로 봐도 아치

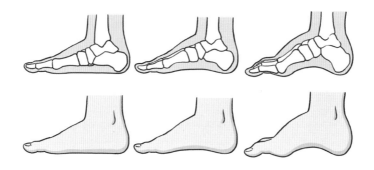

평발(편평족), 정상, 오목발(요족)

를 이루고 가로로 봐도 아치를 형성하는 3차원적인 구조로 되어 있습니다. 앞꿈치에서 뒤꿈치까지 세로로 이어지는 것을 종아치 또는 세로궁이라고 하고, 발의 안쪽에서 바깥쪽으로 이어지는 아치를 횡아치 또는 가로궁이라고 합니다. 뼈와 뼈 사이는 인대가 잡아주고, 근육과 힘줄이 아치를 끌어당겨 올려줘서 발의 형태가 유지됩니다. 정말 발은 보면 볼수록 기가 막히게 잘 만들어진 구조입니다. 왜 레오나르도 다빈치가 발을 인체공학적으로 만들어진 최고의 걸작이라고 표현했는지 고개가 끄덕여집니다.

그렇다면 평발인 사람은 어떻게 직립보행이 가능할까요? 소위 말하는 '평발'은 정상에 비해 아치가 낮다는 뜻이지 침팬지처럼 아치가 전혀 없다는 게 아닙니다. 의학적으로 엑스레이 사진에서 정상 범위라고 정해놓은 각도가 있는데, 아치가 정상보다 낮으면 평발(편평족)이라고 하고 높으면 오목발(요족)이라고 합니다. 필자의 연구팀이 우리나라 성인 3218명의 엑스레이에서 아치 각도를 측정해본 결과 정상은 1461명(45%)에 불과했고, 요족이 941명(29%), 평발은 816명(25%)이었습니다. 생각보다 아치가 높거나 낮은 분이 많죠? 발의 아치가 정상에 비해 낮으면 조금 더 피로감을 느끼거나 족저근막염 등이 발생하기도 하지만, 대부분은 일상생활에 크게 영향을 미치는 정도는 아닙니다. 하지만 아치가 매우 심하게 낮은 사람들은 실제로 보행에 큰 어려움을 겪습니다.

발이 바닥을 붙잡는 힘,
접지력

자동차에서 타이어의 접지력(grip force)은 안전성과 직결되는 중요한 지표입니다. 위급 상황에서도 미끄러지지 않고 효과적인 제동이 가능하려면 접지력이 뛰어나야 합니다. 접지력이란 타이어가 노면과 얼마나 밀착되어 있는지 정도, 또는 타이어가 노면을 잡고 있는 힘을 나타냅니다. 타이어가 닳아서 접지력이 나빠지면, 바퀴가 헛돌거나 미끄러져 사고의 위험이 높아집니다.

발도 우리 몸을 바닥과 연결시키고 신체의 가장 밑에서 모든 동작을 제어한다는 점에서 타이어와 비슷한 점이 많습니다. 타이어와 마찬가지로 발에도 '접지력'이라는 개념이 있습니다. 발이 바닥을 붙잡는 힘을 발의 접지력(foot grip force)이라고 합니다. 손으로 물건을 쥐는 힘을 악력(grip power)이라고 하는데, 발에서 악력에 해당되는 게 바로 접지력입니다. 우리가 어떤 동작을 할 때 넘어지지 않기 위해서는 발바닥이 균형을 잡아줘야 합니다. 두 발로 가만히 서 있을 때는 발바닥에 힘이 잘 느껴지지 않는데, 근육이 편안하게 이완되어 있는 상태이기 때문에 그렇습니다. 하지만 한 발로 서 있거나 한 발로 선 상태에서 눈을 감아보세요. 그러면 넘어지지 않기 위해 발바닥에 힘이 들어가는 게 느껴질 겁니다. 발의 근육이 힘을 써서 바닥을 붙잡고 몸의 균형을 잡고 있는 건데, 그게 바로 발의 접지력입니다. 달리기나 축구 같은 운동을 할 때 발의 접지력이 좋아야 가속과 감속, 빠른 방향 전환이 가능합니다. 울퉁불퉁한 산길을 내려올 때 넘어지지 않기 위해서 발가락에 힘을 주고 내려오라고 하는 것도 접지력을 높이기 위한 기술에 해당됩니다. 발에 힘이 없으면 하산을 하거나 운동을 할 때 버티지 못하고 쉽게 넘어집니다.

왜 어떤 발은 접지력이 좋고 어떤 발은 접지력이 나쁠까요? 핵심은 근육에 있습니다. 발의 근육이 튼튼하고 힘이 좋으면 접지력이 좋고, 근육이 약하면 접지력도 떨어집니다. 접지력이 특히 중요한 운동 중 하나가 유도입니다. 2019년 도쿄도립대학교에서 남자 유도선수 24명과 비슷한 체격 조건의 일반인 남성 24

명의 발을 비교했는데 이 연구에 따르면 유도선수가 일반인에 비해 발가락을 구부리는 힘이 월등히 높았습니다. 맨발로 상대를 넘기고, 또 넘어가지 않으려고 버티는 훈련을 하다 보니 발의 접지력이 강해진 것이라고 해석할 수 있습니다.

발 근육이 약해지는 이유는 뭘까요? 일반적으로 가장 큰 원인은 노화입니다. 2016년 호주 빅토리아대학교에서 「나이에 따른 발 근육 상태를 분석한 연구」에 따르면, 평균 연령이 67세인 군은 평균 연령 29세인 군에 비해 발 근육의 크기가 작고 발가락 힘도 약한 것으로 나타났습니다. 근육은 사용하지 않으면 나이가 들면서 약해지고 퇴화하기 마련입니다. 발 근육도 근육이기 때문에 마찬가지입니다. 해당 근육을 많이 사용하지 않으면 점점 위축되고 약해집니다.

어르신들은 넘어져서 골절상을 입는 경우가 많은데, 이 또한 발의 접지력 약화와 연관이 큽니다. 2020년 카이스트에서 발표한 「국내 낙상 사고에 관한 조사 연구」에 의하면 우리나라 노인 인구의 16~25%가 매년 낙상 사고를 경험하고 있습니다. 노인 낙상을 유발하는 원인은 여러 가지가 있지만 그중에 하나가 발의 접지력입니다. 2022년 일본 국립 정신건강 연구소에서 「노인 낙상의 원인을 분석한 연구」에 의하면 낙상 사고의 중요한 위험

인자는 발가락을 구부리는 힘이 약한 것이었습니다. 발의 힘이 약하니까 버티지 못하고 쉽게 넘어지게 되는 겁니다.

누구나 새 타이어와 같은 건강한 발을 가지고 태어납니다. 그러나 살다 보면 발에 살이 빠져 쭈글쭈글해지고 근육이 말라 앙상해지기도 합니다. 삶의 무게를 버티다 보니 이런저런 변형도 생깁니다. 그렇게 약해진 발이 몸을 제대로 잡아주지 못하면 결국 위험에 빠집니다. 타이어가 닳고 닳으면 못 쓰게 되는 원리와 비슷합니다.

다 쓴 타이어는 새것으로 교체하면 됩니다. 혹자는 '은퇴(retire)'를 타이어를 바꿔 끼우고(re-tire) 다시 한번 열심히 살아가라는 뜻으로 해석하기도 합니다. 단어 본래의 어원은 그게 아니지만, '뒤로 끌어당긴다'는 원래의 뜻보다 어찌 보면 요즘 같은 100세 시대에 은퇴의 뜻을 더 적절하게 설명하는 것 같습니다.

밥 먹고 발만 보는 족부 전문 의사로 살다 보니, 다 닳은 타이어처럼 못 쓰게 된 발을 가지고 힘겹게 살아가는 분들을 수도 없이 만납니다. 부러지거나 고장 난 건 최신 의학 기술로 얼마든지 고칠 수 있지만 다 닳은 발은 손쓸 수가 없습니다. 타이어처럼 새것으로 교체가 가능하다면 참 좋겠지만 그럴 수 없기 때문에 그저 안타까울 따름입니다.

하지만 다행스러운 건, 타이어는 쓸수록 마모되지만 발은 제대로 관리하면 오랫동안 건강을 유지할 수 있다는 점입니다. 제가 유튜브를 운영하고 이렇게 책을 쓰게 된 것도 아직 다 닳지 않은 타이어를 갖고 계신 분들을 보다 일찍 만나기 위해서입니다. 진료실에서는 시간에 쫓겨 기본적이고도 중요한 발 관리 방법을 길게 설명할 수 없었습니다. 이 책에서는 누구나 미리 알면 좋은 발 건강 관리의 중요한 의학 상식들을 알기 쉽게 풀었습니다. 부디 미리 관리해서 많은 분이 오랫동안 발 건강을 지켰으면 좋겠습니다.

발을 '제2의 심장'이라고 하는 이유

우리 몸에서 가장 중요한 장기 하나를 꼽으라면 바로 심장입니다. 물론 중요하지 않은 기관은 하나도 없지만 살아 있음의 상징은 박동하는 심장입니다. 심장은 혈액을 온몸으로 순환시켜 산소와 영양분을 공급하고, 이산화탄소와 다른 노폐물을 제거합니다. 따라서 심장은 생명을 유지하기 위한 가장 필수적이고 원초적인 장기입니다. 뇌사 상태에 빠지더라도 심장이 뛰고 있으면 오랜 기간 생명을 유지할 수도 있습니다. 하지만 심장이 멈추면 곧 죽음에 이르게 됩니다.

이렇게 생명의 중요한 역할을 하는 심장에 발을 비유하는 말을 들어본 적 있을 겁니다. "발은 제2의 심장이다." 손도 중요하고 간도 중요하지만 "손은 제2의 심장", "간은 제2의 심장"이라고 말하지 않습니다. 다른 중요한 장기들을 다 제치고 어떻게 발이 제2의 심장이 되었을까요?

발이 제2의 심장인 이유는 심장과 함께 전신 혈액순환에 중요한 역할을 하기 때문입니다. 심장의 펌프질을 통해 혈액은 동맥을 타고 전신으로 보내졌다가 다시 정맥을 타고 심장으로 돌아옵니다. 그런데 발끝까지 내려간 피가 중력을 거슬러 1m 이상의 거리를 다시 올라오는 건 쉬운 일이 아닙니다. 몸에 있는 전체 혈액량의 70%가 정맥에 있는데, 이를 다시 심장으로 밀어 올리는 것은 심장의 힘만으로는 부족하고 발과 종아리에 있는 근육의 도움이 필요합니다. 발과 종아리의 근육이 수축과 이완을 반복할 때 그 사이사이에 있는 정맥과 림프관들이 쥐어짜여지고, 정맥 혈관 안에 있는 판막의 작용으로 혈액을 심장 방향으로 올려 보내게 됩니다. 엄밀히 말하면 제2의 심장은 발과 종아리를 합쳐서 일컬어야 합니다. 이렇게 발과 종아리의 근육은 심장의 파트너 역할을 하며 전신 혈액순환을 돕기 때문에 제2의 심장이라고 불리는 겁니다.

따라서 원활한 혈액순환을 위해서는 제2의 심장이 잘 뛰어야 합니다. 한마디로 발과 다리의 근육을 많이 움직여야 한다는 뜻입니다. 근육을 쥐어짜야 아래로 내려왔던 혈액이 원활하게 다시 위로 올라갈 수 있습니다. 어르신들 중에 다리가 붓는 증상을 호소하는 분들이 많은데, 제2의 심장인 발과 종아리의 운동 부족이 원인인 경우가 많습니다. 물론 심장이나 신장 등에 문제가 있어도 다리가 부을 수 있습니다. 하지만 다른 문제없이 운동 부족만으로도 다리가 붓기도 합니다. 근육 운동이 부족하여 내려갔던 혈액과 림프액이 충분히 위로 올라오지 못하고 아래쪽에 정체되어 발과 다리가 붓는 현상을 '림프부종'이라고 합니다. 아침에 일어나면 부기가 좀 빠져 있는데 장시간 다리를 내려놓고 있으면 다리가 다시 붓는 게 전형적인 증상입니다. 하루 종일 서서 일한 후 저녁 때 양말을 벗으면 피부에 양말 주름이 쪼글쪼글하게 남는 경우가 많습니다. 이 역시 같은 이유에서 다리가 붓는 경우입니다. 오래 서 있기만 하고 근육을 사용하지 않아서 혈액 순환이 잘되지 않는 겁니다.

그렇다면 부기를 예방하기 위해서는 근육을 얼마나 움직여야 할까요? 당연히 자주 움직이고 많이 움직일수록 더 좋습니다. 심장은 쉬지 않고 일을 하는데 제2의 심장이 놀고 있으면 될까요? 가만히 앉아 있거나 장시간 서 있으면서 발을 많이 움직이지 않는다면 심장은 일을 시키고 제2의 심장을 놀리고 있는 것과 다름없습니다. 따라서 앉은 자세나 제자리에 서 있더라도 까치발 들기나 발목 돌리기, 발가락 꼼지락거리기 등을 자주 해주는 게 좋습니다.

당연히 걷기 운동도 도움이 됩니다. 하지만 슬슬 산책하듯이 걷는 것은 소용이 없습니다. 천천히 걸을 때는 다리 근육이 충분히 수축되지 않기 때문입니다. 따라서 걸을 때는 발과 종아리 근육이 수축하는 것을 느끼면서 힘차게 걷는 게 좋습니다. 약간 빠른 걸음으로, 소위 빨빨거리고 다닌다고 표현하듯 걸어야 제2의 심장이 힘차게 작동하게 됩니다. 몸이 불편하여 힘차게 걷기 어려운 분들이나 하루 종일 앉아서 근무하는 분들은 앉은 자세에서 수시로 뒤꿈치 올리기, 앞꿈치 올리기를 번갈아가면서 해주면 좋습니다. 이때 뒤꿈치와 앞꿈치를 끝까지 올리면서 종아리에 힘이 들어가는 걸 느껴야 합니다. 제2의 심장이 멈추면 안 되니까요.

어느 날 제2의 심장이
멈춘다면?

안타깝지만 정형외과 의사로 일하다 보면 어쩔 수 없이 다리를 절단하게 되는 분들을 보게 됩니다. 가장 흔한 원인은 당뇨 합병증으로 발이 괴사되는 경우입니다. 당뇨병을 오래 앓게 되면 혈관이 막히고 신경이 고장 나게 되는데, 여기에 발의 변형과 상처가 생기면 괴사로 이어지기 쉽습니다. 흡연, 고혈압, 고콜레스테롤혈증, 비만, 운동 부족 등으로 인해 혈관이 막히는 말초동맥폐쇄성 질환도 다리 절단의 흔한 원인입니다. 혈관이 막혀 피가 통하지 않으면 초기에는 발끝이 시리거나 저린 증상만 있다가 나중에는 심한 통증으로 진행됩니다. 누구나 화장실에 오래 앉아 있다가 일어서면 다리에 피가 통하지 않아 한동안 저렸던 경험이 있을 겁니다. 그런데 24시간 동안 계속 피가 통하지 않거나 혈관이 꽉 막혀버리면 어떻게 될까요? 저런 정도가 아니라 극심한 통증이 오게 됩니다. 얼마나 통증이 심한지 아파서 눕지도 못하고 강한 진통제로도 조절이 되지 않아 제발 다리를 잘라 달라고 애원하는 환자들도 있습니다.

질병이 아닌 불의의 사고로 건강하던 분이 하루아침에 다리를 잃게 되는 경우도 있습니다. 특별히 기억에 남는 두 환자가 있습니다. 한 분은 응급실에 실려온 20대 여성으로 키도 크고 모델 같은 외모를 하고 있는 분이었어요. 버스 정거장에 서 있다가 갑자기 인도로 튀어 올라온 버스 바퀴에 허벅지가 깔리는 사고로 그 자리에서 다리를 잃었습니다. 다른 한 분은 결혼한 지 얼마 되지 않은 30대의 건장한 남성이었는데, 야근을 마치고 퇴근하는 길에 마주 오던 음주운전 차량과 정면충돌하는 사고로 한쪽 다리를 잃게 되었습니다. 두 분 다 어떻게 해서든 다리를 살려보려고 했지만 워낙 손상이 심해서 결국 절단할 수밖에 없었습니다. 다리 절단 후 의족을 차고서도 마지막에는 고맙다며 밝은 모습으로 웃으면서 진료실을 나가던 두 분의 모습이 아직도 머릿속에 선명하게 남아 있습니다.

다리 하나를 절단하게 되면 어떻게 될까요? 우리는 가끔 탄성

좋은 의족을 차고 장애인 올림픽에서 100m 달리기를 하는 선수들을 보기도 하지만, 이런 경우는 소수의 예외적인 경우입니다. 물론 젊은 나이에는 의족을 차고도 충분히 정상에 가까운 일상생활을 영위할 수 있습니다. 하지만 다리를 잃은 중년 이후의 분들은 대부분 의족을 착용하더라도 힘들어하고 활동성이 떨어지는 모습을 보입니다. 많이 걷기가 어렵기 때문에 운동량이 감소하고, 칼로리 소모량이 떨어지면 여러 가지 대사 질환의 위험도 높아집니다. 또 앞서 말했던 것처럼 두 번째 심장의 역할을 하는 발 하나를 잃는 것은 그만큼 전신 혈액순환에 문제를 일으킵니다. 당연히 심장에도 무리가 갑니다.

당뇨를 앓고 있는 환자들의 경우, 한쪽 다리를 절단하게 되면 5년 이내에 다른 쪽 다리마저 절단할 확률이 약 50%나 됩니다. 또 한쪽 다리를 절단하고 나면 활동성과 신체 기능이 떨어지기 때문에 노화와 여러 가지 질환들이 악화되어 결국 사망에 이르게 되는 경우도 많습니다. 2017년 뉴욕 컬럼비아대학교에서 당뇨로 인한 다리 절단과 치사율에 관한 16개 논문의 데이터를 종합 정리한 연구 결과에 따르면, 발목 위에서 한쪽 다리를 절단한 후 사망률은 1년에 48%, 2년에 61%, 3년에 71%로 매우 높습니다. 당뇨나 말초 혈관 질환 외에 동반 질환으로 심혈관 질환, 뇌

혈관 질환, 신장 기능 저하, 치매가 있거나 걷지 못하는 상태인 경우에는 치사율이 최소 2배 이상 증가합니다. 2016년 텍사스 중앙보훈병원에서 당뇨와 혈관 합병증으로 인한 다리 절단 후 치사율에 관한 31개 논문을 분석한 연구에 의하면 무릎 아래 절단 시 5년 내 사망률은 40~82%, 허벅지에서 절단 시에는 사망률이 40~90%나 됩니다.

당뇨발 연구로 유명한 미국 남가주대학교 암스트롱 교수는 2020년 당뇨발 절단과 각종 암의 치사율을 비교한 연구 결과를 발표했는데요. 암환자의 경우 5년 내 치사율은 유방암 9%에서 폐암 80%까지 다양하며 모든 암의 5년 내 치사율 전체 평균은

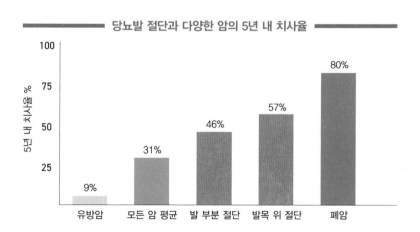

당뇨발 절단과 다양한 암의 5년 내 치사율

출처: 「족부 및 발목 연구 저널」, 2020년

31%였습니다. 그에 비해 당뇨발로 발에서 부분 절단한 경우는 5년 내 치사율이 46%, 발목 위에서 다리를 절단한 경우 5년 내 치사율은 57%였습니다. 발이나 다리를 절단한 경우가 어지간한 암보다 치사율이 훨씬 더 높다는 사실을 알 수 있습니다. 다시 한번 발의 중요성을 되새기게 하는 연구 결과입니다.

발이나 다리를 하나 잃는 것이 생명을 직접적으로 위협하지는 않습니다. 하지만 결과적으로 발 절단이 암보다 높은 치사율을 보이는 것은 발이 그만큼 생명 유지에 중요한 역할을 하고 있다는 것을 설명해줍니다. 발은 단순히 몸을 지탱하고 움직이게 해주는 기관이 아니며, 심장과 함께 전신 혈액순환을 책임지고, 활발한 운동으로 여러 장기의 대사 활동을 원활하게 해주는 중요한 역할을 합니다. 그래서 발은 제2의 심장이고 전신 건강의 뿌리인 것입니다.

당신의 발은 100년을 쓰도록
설계되지 않았다

인간의 수명이 늘어났습니다. 환갑만 돼도 오래 살았다고 잔치를 하고 노인으로 대접받던 게 그리 오래 지나지 않았습니다. 하지만 오늘날 예순은 '두 번째 서른'에 불과합니다. 사람들은 인생 2막을 저마다의 다양한 모습으로 열심히 살아갑니다. 요즘은 팔순 정도는 되어야 어르신으로 대접받는 분위기입니다.

실제로 통계청 자료에 의하면 2021년 기준 대한민국 기대수명은 여자는 86.6년, 남자는 80.6년으로 전체 평균은 83.6년입니다. 이는 2021년에 대한민국에서 태어난 출생아에게 기대되는 수명을 뜻합니다. 그런데 이 기대수명이 1970년에는 여자는 65.8년, 남자는 58.7년으로 평균 62.3년이었습니다. 1970년에

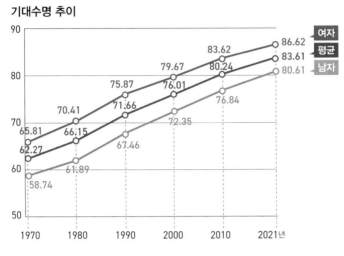

단위: 년

기대수명 추이

출처: 통계청, 2022년 12월 발표

우리나라에서 태어난 남자아이에게 기대할 수 있는 수명이 60년이 채 안됐다는 게 지금으로서는 믿기조차 어렵지만 사실입니다. 50년 사이에 대한민국 평균 기대수명이 21.3년이나 늘어난 것입니다.

기대여명도 많이 늘었습니다. 통계청 자료에 의하면 2021년 대한민국의 60세 남자는 평균 23.5년, 여자는 평균 28.4년을 더 생존할 것으로 예상됩니다. 1970년에는 대한민국 기대여명이 60세 남자 평균은 12.7년, 여자 평균은 18.4년이었으니, 남녀 모두 무려 10년 이상 여명이 늘어난 것입니다. 평균 기대수명과 기대여명은 여러 가지 암이나 질병이 하나둘씩 극복될 때마다 늘어나게 됩니다.

2015년에 나온 '100세 인생'이란 노래를 아마 다들 아실 겁니다. 가사를 생각하면서 조용히 한번 흥얼거려보세요.

"60세에 저세상에서 날 데리러 오거든, 아직은 젊어서 못 간다고 전해라.
70세에 저세상에서 날 데리러 오거든, 할 일이 아직 남아 못 간다고 전해라.
80세에 저세상에서 날 데리러 오거든, 아직은 쓸 만해서 못 간다고 전해라."

만약 이 노래가 1970년에 나왔다면 다들 말도 안 되는 소리라고 했겠지만, 요즘 같은 시대에는 재밌는 노래 가사에 모두가 맞는 말이라며 고개를 끄덕이며 흥겨워합니다.

하지만 '100세 인생'이라고 마냥 즐거워할 일은 아닙니다. 건강하게 오래 살아야 좋은 것이지, 침상에서 요양만 하면서 오래 사는 것을 바라는 사람은 없을 겁니다. 실제로 수명은 건강하게

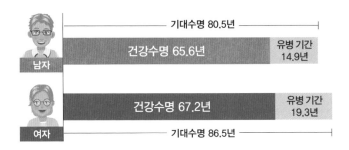

기대수명 80.5년

건강수명 65.6년

유병 기간 14.9년

남자

건강수명 67.2년

유병 기간 19.3년

여자

기대수명 86.5년

출처: 통계청, 2021년

사는 기간과 병치레를 하는 기간으로 나뉩니다. 우리나라 통계청에서는 기대수명을 '건강수명'과 '유병 기간'으로 나누고 있습니다.

건강수명은 말 그대로 질병이나 부상으로 고통받지 않고 건강한 삶을 유지하는 기간을 의미합니다. 그에 비해 유병 기간은 질병이나 부상으로 고통받은 기간을 뜻하고, 주관적 건강 평가 자료를 바탕으로 작성됩니다. 2020년 대한민국 기대수명은 남녀 평균 83.5년인데 이 중 유병 기간을 제외한 건강수명은 66.3년에 불과합니다. 즉, 평균적으로 인생의 마지막 17.2년을 질병이나 부상으로 아프거나 고통 속에 살아가고 있다는 뜻입니다. 과거에는 건강하게 살다가 아프면 일찍 사망해서 유병 기간이 짧았다면, 요즘에는 수명은 길어졌지만 건강하게 사는 기간은 66년이고 질병으로 고통 속에 사는 기간이 늘어났다는 것을 알 수 있습니다. 일본에서는 사망하기 전 자기 자신이 인생을 마음대로 할 수 없는 기간을 '장애 기간'이라고 하는데 2017년 일본 후생성 통계에 따르면 장애 기간은 남자는 평균 8.8년, 여자는 평균 12.4년이나 됩니다. 이쯤 되면 '100세 인생'이라고 좋아할 게 아니라 '100세 위기'라고 인식하고 경각심을 가져야 하지 않을까요?

오랫동안 발이 아픈 환자를 수만 명 만나온 족부전문의로서 발에도 건강수명과 유병 기간이 있다고 말할 수 있습니다. 그렇다면 과연 발의 건강수명은 얼마나 될까요? 발은 부상도 많고 질병도 다양하기 때문에 남녀노소 누구나 발 때문에 고생할 수 있습니다. 따라서 발의 건강수명을 일반화하긴 어렵지만 의사로서 저의 생각을 얘기해보겠습니다.

저의 유튜브 채널 〈김범수교수의 발편한세상〉은 발 질환과 발 건강에 대한 정보 전달을 목적으로 하고 있는데, 시청자층을 분석해보면 어느 정도 힌트를 얻을 수 있습니다. 2021년 4월부터 2023년 10월까지 총 2년 6개월 동안 연령대별 시청 시간 분석 자료를 보면 45세 이상의 연령층이 전체 시청자의 77.1%를 차지

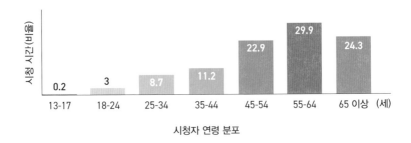

시청자 연령 분포

하고 있습니다. 이러한 연령대별 분포는 실제로 발이 아파서 병원을 찾는 환자들의 분포와도 어느 정도 일치한다고 느껴집니다. 시청률 자료로 발의 건강수명을 논하는 건 무리가 있지만 실제 건강 정보가 필요한 사람이 시청했다는 가정하에, 대다수가 45세 이상이라는 것은 발 건강에 이상이 오는 시기를 간접적으로 시사한다고 해석할 수 있습니다.

일본의 성형외과 족부의사인 기쿠치 마모루는 저서 『당신이 아픈 건 발 때문이다』에서 "발의 수명은 50년이다."라고 말하고 있습니다. 발의 수명이 50년이라니, 극단적으로 들리기도 하지만 '아무것도 하지 않아도 건강하게 발을 사용할 수 있는 시간은 약 50년'이라는 뜻으로 해석할 수 있습니다. 50년의 근거를 명확하게 제시하지는 않았지만, 제 유튜브 채널의 시청자 연령대와도 어느 정도 일맥상통하는 부분이 있습니다.

'100세 시대', '100년 건강'을 외치지만, 발의 건강수명은 그것보다 훨씬 짧습니다. 아무리 발이 인체공학적으로 탄생한 걸작이더라도, 100년을 사용할 수 있도록 설계되지 않았다는 건 분명합니다. 대한민국 평균 기대수명이 83.6년이고, 이 중 건강수명이 66년인데, 발은 건강수명보다도 약 15~20년이나 먼저 아프기 시작한다고 볼 수 있습니다. 기대수명이 늘어날수록 건강수명을 늘리고 유병 기간을 줄이는 것이 행복하게 오래 사는 비결입니다. 그런데 발이 망가져버리면 일상생활에 지장이 생기기 때문에 건강수명이 줄고 유병 기간이 늘어날 수밖에 없습니다. 따라서 수명이 늘어날수록 발 건강의 중요성은 더욱 커집니다.

그렇다면 언제부터 발 건강에 대해 관심을 가져야 할까요? 빠르면 빠를수록 좋습니다. 이미 통증이 있다면 병은 훨씬 오래전부터 서서히 진행됐을 가능성이 높습니다. 만성 질환은 대부분 처음엔 증상이 잘 나타나지 않다가 상당히 진행되고 나서야 통증으로 나타납니다. 통증이 있는 상태라면 지금부터라도 잘 관리해야 하겠지만 가장 좋은 건 예방입니다. 30~40대 때부터 미리 발 건강에 관심을 갖고 관리를 잘하는 것이 발 질환을 예방하고 건강수명을 늘리는 비결입니다.

발이 보내는
우리 몸의 구조 신호들

신호등에 노란불이 켜지면 멈춰 서야 합니다. 곧 빨간불로 바뀌기 때문이죠. 멈춰 서서 다시 파란불이 들어올 때까지 기다려야 합니다. 만약 노란불을 무시하고 빨간불에 진입해서 사고가 난 뒤에는 후회해도 소용없습니다. 건강도 마찬가지입니다. 우리 몸은 지치고 힘들면 신호를 보냅니다. 이대로 가다가는 안 될 것 같을 때 도움을 요청합니다. 그럴 때 몸이 보내오는 노란불을 무시하고 달리면 돌이킬 수 없는 결과를 초래하여 큰 댓가를 치르게 됩니다. 발이 구조 신호를 보내올 때 이를 빨리 알아차리고 적절하게 대처해서 발 건강을 지켜야 합니다.

대표적인 발 건강의 노란불은 발의 피로와 기능 저하입니다.

전에 비해 발이 더 쉽게 피곤하다고 느껴지거나 뻐근한 증상이 잦다면 의심해봐야 합니다. 발바닥 근육이 자주 뭉치거나 쥐가 나는 것도 구조 신호입니다. 또, 발의 힘이 없어 발을 삐끗할 것 같은 불안감이 들거나 계단을 오르내릴 때 자신이 없고, 실제로 균형을 잃고 넘어지거나 넘어질 뻔한 적이 있다면 주의를 요합니다. 이러한 증상들은 발이 기능적으로 약해질 때 나타나는 신호들입니다. 발의 근육이 약해지고, 근막과 인대가 뻣뻣해지면 더 쉽게 피로하고 통증이 생깁니다. 발에 있는 고유 감각신경이 둔해지면 균형 잡기가 어려워지고, 발 근육까지 약해지면 버티지 못하고 넘어지게 됩니다.

발 모양도 잘 살펴봐야 합니다. 발이 예전에 비해 못생겨지거나 발가락이 휘고 구부러지지 않았는지 확인해보세요. 발의 아치가 좀 낮아졌거나 발볼이 넓어진 것도 무시하면 안 됩니다. 눈에 띄는 변화가 없더라도 예전에 신던 신발 사이즈가 잘 맞지 않는다면 신발 브랜드 차이로만 여기지 말고 실제로 내 발이 좀 커지지 않았나 확인해볼 필요가 있습니다. 이런 변화들을 자연스러운 노화 현상이라고 볼 수도 있겠지만 발이 원래 모양을 유지하지 못하고 조금씩 변형되는 것을 당연하게 받아들일 일은 아닙니다.

발이 원래의 모양을 유지하기 위해서는 근육이 튼튼하고 인대가 짱짱해야 합니다. 근육이 약해지고 인대가 늘어나면 발 모양의 변화가 생기게 됩니다. 기능이 약해지면서 발은 체중을 버티지 못해 아치도 낮아지고 볼도 넓어지게 됩니다. 발의 앞뒤로 있는 종아치가 낮아지면 평발이 되고, 가로로 있는 횡아치가 낮아지면 발볼이 넓어지게 됩니다.

발볼이 넓어지면서 엄지발가락 관절이 안쪽으로 튀어나오고, 엄지발가락은 반대로 바깥쪽으로 휘게 되는데 이를 '무지외반증'이라고 합니다. 흔히들 무지외반증은 좁은 신발 때문에 생기는 거라고 생각하지만 신발 탓만 하면 안 됩니다. 엄지발가락을 반듯하게 유지해주는 근육이 약해졌기 때문에 신발의 영향을 버티지 못하는 겁니다.

작은 발가락들이 구부러져 있다면 역시 발 근육 약화를 의심해봐야 합니다. 발가락을 곧게 편 상태를 유지하는 것도 저절로 되는 게 아니라 근육의 힘이 필요한데, 근육이 약해지면 발가락들이 갈퀴처럼 구부러진 채 굳어버립니다.

발에 티눈이나 굳은살이 박이고 깎아도 깎아도 계속해서 생긴다면 이 또한 발 건강의 노란불이라고 볼 수 있습니다. 같은 부위에 굳은살이 반복적으로 생기는 건 비정상적으로 높은 압력이 지속적으로 가해진다는 뜻입니다. 특정 부위가 지속적인 압력을 받게 되면 피부는 각질층을 두껍게 만들어 피부 아래 조직을 보호하려고 하는데, 이런 각질층이 넓은 면적으로 생기면 굳은살이고 좁은 면적으로 생기면 티눈이라고 합니다. 건강한 발은 걸을 때 아치 부분을 제외한 나머지 발바닥 전체에 압력이 고르게 분산됩니다. 하지만 발이 변형되어 압력 분포가 고르지 않으면 압력을 많이 받는 부위에 굳은살이 생깁니다. 따라서 무지외반증이나 소건막류, 갈퀴족지 등과 같이 변형이 심하면 대부분 굳은살을 동반합니다. 종아리 근육과 아킬레스건이 단축되어 발목 관절이 유연하게 움직이지 않는 경우에도 앞꿈치에 가해지는 압력이 증가되어 굳은살이 생깁니다.

나이가 들면서 발이 앙상해지고 말라 보이는 경우도 흔합니

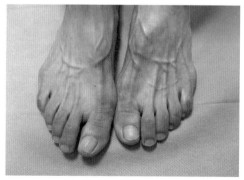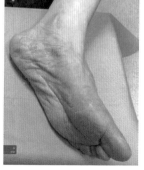

나이가 들어 근육이 빠지고 살이 빠져 앙상해진 발

다. 특히 발의 아치 부분이 말랐거나 발등뼈 사이사이에 살이 없다면 발의 근 감소 또는 근육 위축을 의심해봐야 합니다. 모든 근육은 생성과 소멸을 반복하는데, 나이가 들면서 자연적인 재생 능력은 줄어들기 때문에 특별히 근력운동을 하지 않으면 근육은 지속적으로 줄어듭니다. 발 근육도 마찬가지입니다. 따로 운동을 하지 않으면 발 근육도 줄어들기 마련입니다.

신발에 의한 과잉보호도 발 근육 약화에 한몫한다고 볼 수 있습니다. 신발은 외부 환경으로부터 발을 보호하는 것 외에도 에너지를 효율적으로 사용하는 데 도움을 주어 더 쉽고 편하게 걸을 수 있도록 해줍니다. 신발의 쿠션 기능, 겉창의 구르기 기능, 중창의 탄성을 이용한 에너지 효율화, 안창이나 깔창에 의한 아치 지지 기능 등으로 인해 발은 원래의 고유 기능을 모두 사용하지 않고도 편하게 걸을 수 있습니다. 오래 걸어도 발이 덜 피곤한 것은 좋지만, 편한 만큼 발의 근육들이 덜 사용되어 약해지는 부작용도 있습니다. 이러한 부작용을 예방하기 위해서는 발 근육을 직접적으로 자극하고 강화시키는 운동을 꾸준히 해줘야 합니다. 하지만 대부분의 사람들이 발 근육 운동에 대해서는 들어본 적도 없고 방법도 잘 몰라서 방치하고 있습니다.

나이가 들며 얼굴에 주름살이 생기듯이, 발바닥도 얇아지고

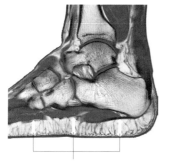
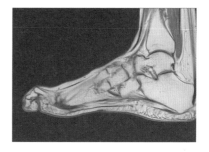

발의 쿠션 역할을 하는 지방 패드

지방 패드가 정상인 발(좌)과 줄어든 발(우)

쭈글쭈글해집니다. 지금 자신의 발바닥을 한번 확인해보세요. 발뒤꿈치와 앞꿈치 바닥에 살이 두툼하고 손가락으로 눌러도 들어가지 않을 정도로 탱탱하다면 좋은 상태입니다. 하지만 살이 없어 쭈글쭈글하고, 손가락으로 꾹 눌렀을 때 눌린 자국이 오랫동안 남아 있다면 '지방패드위축증후군'일 가능성이 높습니다. 지방 패드는 발바닥에 1cm 이상으로 두툼하게 자리해 있어서 충격을 흡수하는 쿠션 역할을 합니다. 하지만 누구나 나이가 들면서 지방 패드는 줄어듭니다. 쿠션이 줄어 발바닥이 얇아지면 걸을 때마다 충격이 그대로 전달되기 때문에 아픕니다. 당뇨나 류머티즘 같은 질환이 있는 분들은 이런 현상이 더 빠르게 나타납니다.

발의 이러한 변화들은 처음에는 특별한 증상도 없고 오랜 기간에 걸쳐 서서히 진행되기 때문에 알아차리기 어렵습니다. 설령 변화를 눈치채더라도 증상이 심하지 않고 통증이 별로 없을 땐 대부분 괜찮을 거라 생각하고 넘어가기 일쑤입니다. 하지만 이러한 변화들은 발 건강에 노란불이기 때문에 무시하면 안 됩니다. 노란불은 경고입니다. 아직 고장 난 것은 아니지만 그대로 방치하면 안 된다는 뜻입니다. 발의 변형과 약화, 위축 등의 변화는 그대로 두면 시간이 갈수록 점점 심해지는 방향으로 진행됩니다. 따라서 지금 "내 얘기네, 내 얘기야."라고 생각되는 증상이 하나라도 있다면, 바로 발 건강 관리에 들어가야 합니다. 아직 늦지 않았고, 발 건강을 지킬 기회가 있습니다. 다음 체크리스트에서 최소 2개 이상 해당된다면 꼭 병원에 가서 의사의 진단을 받아보기 바랍니다.

특정 부위에 지속되는 통증은 발 건강의 빨간불입니다. 급성 통증은 몸이 나에게 보내는 위급 신호입니다. 해당 부위에 손상이 있거나 문제가 발생했다는 뜻입니다. 지금 하는 행위가 손상을 일으키고 있기 때문에 더 이상의 손상을 주지 말라고 통증으로 신호를 보내는 겁니다. 통증이 있더라도 회복이 안되는 것은 아닙니다. 추가적인 손상이 발생하지 않도록 잘 보호하고 적절

발 건강의 노란불
☐ 발의 피로가 자주 느껴진다.
☐ 발에 통증이 가끔씩 있다.
☐ 발이 자주 시리거나 저리고, 가끔씩 쥐가 난다.
☐ 발을 자주 삐거나 삘 것 같은 불안감이 든다.
☐ 발의 아치가 낮아지거나 발볼이 넓어졌다.
☐ 발가락이 휘거나 구부러져 있다.
☐ 발가락이 완전히 벌어지지 않는다.
☐ 발이 앙상하고 말라 보이거나 발바닥이 얇고 쭈글쭈글하다.
☐ 굳은살이 박이고 깎아도 계속 생긴다.
발 건강의 빨간불
☐ 특정 부위에 지속되는 통증이 있다.
☐ 발과 발가락에 심한 변형이 있다.
☐ 발에 감각이 없다.
☐ 발이 항상 화끈거린다.
☐ 발이 항상 차고 피부색이 거무튀튀하거나 약간 보랏빛이다.

한 조치를 취하면 치유를 기대할 수 있습니다. 그러나 특정 부위의 통증이 만성적으로 지속된다면 뭔가 근본적인 문제가 있을 가능성이 높습니다. 병원에 가서 정확하게 진료를 받아봐야 합니다.

발이 저리거나 화끈거리는 등의 감각 이상을 호소하는 분들도 많습니다. 감각이 둔해져서 남의 살 같은 느낌이 들거나 발바닥 밑에 밀가루 반죽이 붙은 것 같은 느낌이 들기도 합니다. 이러한 증상들은 신경이나 혈액순환의 문제로 생깁니다. 혈액순환이 원활하지 않으면 그 자체로써 허혈성 통증이 생기기도 하고, 혈액 공급을 받아야 하는 신경이 손상되어 저리거나 둔해지는 신경 증상이 동반되기도 합니다. 다리로 가는 신경은 허리에서부터 시작해서 발끝까지 이어지는데, 그중 어디라도 눌리면 저린 증상이 생깁니다. 허리, 발목 부근, 앞꿈치 발가락 사이 공간이 흔히 압박을 받는 부위입니다. 허리는 요추디스크나 척추관협착증 등에 의해 다리로 가는 신경이 척추에서 눌리는 게 원인인데, 이 경우에는 발에 특별한 문제가 없는데 마치 발이 저린 것처럼 느껴집니다.

발 건강,
치료보다 예방을 해야 합니다

"교수님, 저 작년에 발 때문에 병원 다니느라 500만 원도 넘게 썼어요. 그런데도 안 나아요. 아주 죽겠어요."

어느 날 저를 처음 찾아온 60대 어르신의 하소연입니다.

"저, 진짜로 좋다는 거 다 해봤어요. 주사도 맞고, 도수치료도 많이 받고, 체외충격파치료는 50번은 해본 거 같아요. 그런데도 낫질 않으니 아주 미치겠어요. 정말 나을 수만 있다면 수술이라도 받고 싶은 심정이에요."

마지막으로 지푸라기라도 잡고 싶은 심정으로 대학병원을 찾는 분들이 많습니다. 큰 병원에 가면 뭔가 더 좋은 치료 방법이 있을 거라고 기대를 하고 옵니다. 다행히 뭔가 고칠 수 있는 문제가 발견되면 개선의 여지가 있으니까 희망이 생깁니다. 또는 스트레칭이나 발 근육 강화 운동 등을 제대로 해본 적이 없는 분들은 이런 운동만으로도 좋아지는 경우가 많습니다. 하지만 발의 근육과 지방이 이미 다 빠지거나 노화가 많이 진행된 경우는 대학병원에서도 치료의 한계가 있습니다.

유독 발이 아픈 환자들이 이런 경우가 많습니다. 무릎은 닳으면 깎아내고 인공관절로 바꾸면 됩니다. 워낙 기구도 좋고 수술 술기도 발달되어 거의 새 타이어로 갈아 끼우는 수준으로 해결이 가능합니다. 어깨가 아픈 분들도 많은데, 다양한 치료 방법이 있기도 하고 체중 부하를 하는 기관이 아니기 때문에 아파도 돌아다니는 데에는 지장이 없습니다.

그런데 발은 다릅니다. 작은 부위에 많은 뼈와 관절이 있고, 전신을 떠받치며 매일 수천 번 이상 사용하다 보니 생기는 병의 종류도 다양하고 삶에 미치는 영향도 다른 관절에 비해 훨씬 큽니다. 게다가 심장을 기준으로 봤을 때 신체에서 가장 멀리 있기 때문에 혈액순환도 제일 취약합니다. 어떤 병이든 낫기 위해서는 혈액순환이 잘되어야 하는데, 피가 돌지 않으면 산소와 영양분 공급이 안 되고 노폐물이 제거되지 않으니 그만큼 낫기 어렵습니다. 신경이 고장 나도 말초부터 증상이 생기기 때문에 발바닥이 저리고 화끈거리는 분들이 많습니다. 발은 단언컨대 가장 열악한 환경에서 제일 고생을 많이 하는 기관이라고 할 수 있습니다. 그렇기 때문에 아프고 잘 낫지 않는 것도 어찌 보면 당연합니다.

평균 수명이 길어지면서 발을 사용하는 기간이 늘어나다 보니 누구에게나 발 질환이 생길 확률이 높아졌습니다. 또한 다양한 스포츠 활동이나 건강을 지키기 위해 하는 걷기 운동 등이 발에는 무리가 되는 경우가 많습니다. 평생토록 두 발을 혹사시킨 결과는 다양하게 나타납니다. 족저근막염, 무지외반증, 지간신경종, 평발, 관절염 등이 대표적입니다. 이런 만성 질환의 특징은 잘 낫지 않는다는 점인데, 오랜 기간에 걸쳐서 다양한 원인이 복합적으로 작용하여 생긴 병이기 때문입니다.

유튜브 〈김범수교수의 발편한세상〉의 댓글창에는 발이 아파서 고생하는 수많은 분의 구구절절한 사연들로 가득합니다.

"충격파를 50번 넘게 했는데 아직도 걷기가 힘듭니다. 일상 생활이 안되니 울고 싶습니다. 어쩌면 좋을까요." - 김*근

"병원에 가도 그때뿐이고, 걷기도 힘들고 몸과 마음이 지친 상태입니다." - 혜*

"평생 제대로 걷지도 못하고 통증과 함께 살아야 할까요. 얼마나 아픈지, 어떤 치료로도 완치가 되지 않고. 이제는 포기하며 절망 속에 지내고 있습니다." – 힐*

소중한 것은 곁에 있을 땐 잘 모르지만 떠나고 나면 가치를 알게 되는 법입니다. 사랑하는 사람이 그렇고, 건강이 그렇습니다. 발 건강도 마찬가지입니다. 발 건강을 잃어버린 후 아무리 관리해도 낫지 않아서 괴로워하는 분들을 볼 때마다 참 안타깝습니다. 발이 깡말라서 살이 하나도 없고 근육도 다 빠져서 앙상하게 뼈만 남은 상태가 특히 그렇습니다. 딛고 서면 신경이 밟혀서 찌릿찌릿하고, 걸을 때마다 충격이 고스란히 뼈로 전달됩니다. 발이 아프면 마치 족쇄를 찬 것처럼 활동이 어려워집니다. 다른 곳이 멀쩡해도 두 발이 병들면 앉은뱅이처럼 지낼 수밖에 없으니 하루하루가 괴롭고 우울해지는 게 당연합니다. 후회해도 소용없지만, '진작에 발 건강에 관심을 갖고 관리했으면 이렇게까지 나빠지지는 않았을 텐데….'라는 생각이 뇌리를 스칩니다.

그렇다면 만약 이런 분이 미리미리 발 건강을 위해 노력했다면 상황이 달라졌을까요? 물론입니다. 건강을 위해 투자하고 노력하는 사람이 관심 없이 사는 사람보다 훨씬 건강한 삶을 영위

하는 건 당연한 이치입니다. 물론 모든 병을 생활 습관과 운동으로 다 막을 순 없습니다. 하지만 당뇨 전 단계인 사람이 열심히 운동하고 식단 조절을 통해 건강을 회복할 수 있는 것처럼, 발도 약간의 신호가 감지될 때부터 적극적으로 관리하면 치유가 되거나 심각한 상태로 가는 진행을 늦출 수 있습니다.

문제는 뭘 어떻게 해야 하는지 방법을 모른다는 겁니다. 누가 좀 가르쳐주면 좋겠지만 병원에 가도 대부분 치료 위주이고 예방이나 관리법에 대해서는 설명을 듣기 어렵습니다. 방법만 알면 열심히 운동하고 관리할 수 있을 텐데 제대로 된 정보를 찾기가 쉽지 않습니다. 이 책을 집필하게 된 이유도 바로 그것입니다.

발 질환은 한 번 생기면 고치기가 쉽지 않아 고생하지만, 병에 대해 잘 이해하고 미리미리 잘 관리하면 예방할 수 있습니다. 치료보다 예방이 훨씬 쉽고, 비교할 수 없을 정도로 돈도 적게 듭니다. 그렇다고 예방을 위해 대단한 노력이 필요한 것도 아닙니다. 조금만 관심을 갖고 평소 꾸준히 발 건강을 챙기는 습관만으로도 큰 차이가 날 수 있습니다.

예전에는 이빨이 튼튼한 게 오복 중 하나라고 했습니다. 이빨이 없으면 먹지 못해서 빨리 죽기 때문에 이런 말이 생겨났습니다. 하지만 요즘은 이빨이 없어도 임플란트를 하고 잘 먹을 수 있습니다. 요즘 같은 100세 시대에는 두 발이 건강한 것이야말로 복 중의 복입니다. 지금 이 책을 읽는 분들이 인생의 마지막 10~20년을 누워서 보내지 않고 죽는 날까지 두 발로 걷는 행복을 만끽하기를 진심으로 바랍니다.

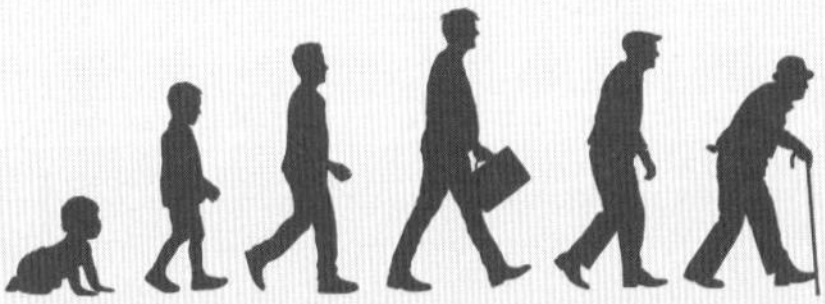

2장

지금 당신의 풋코어가 무너지고 있다

발을 심장처럼 뛰게
해주는 풋코어!

심장은 근육 덩어리입니다. 심장 근육이 이완되면서 정맥혈을 심장으로 빨아들이고, 심근 수축을 통해 혈액을 온몸으로 뿜어냅니다. 발이 제2의 심장인 이유도 바로 발과 종아리의 근육 때문입니다. 심장에서도 우심방과 우심실, 좌심방과 좌심실이 모두 중요하듯이 제2의 심장도 종아리 근육과 발 안에 있는 근육이 모두 중요합니다. 발에서부터 쥐어짜 올린 혈액을 종아리 근육이 힘차게 위로 밀어 올려야 하기 때문이죠. 만약 종아리는 괜찮지만 발 근육이 약하다면 반쪽짜리 심장이 되어 혈액순환 기능이 저하될 수 있습니다. 종아리와 발의 근육이 모두 튼튼해야 제2의 심장이 제대로 뛸 수 있습니다.

발을 심장처럼 뛰게 해주는 발의 근육을 풋코어(foot core) 근육이라고 합니다. 코어(core)는 무언가의 중심 또는 핵심을 뜻합니다. 원래 우리 몸에서 코어 근육이라고 하면 몸 전체의 중심 즉, 몸통을 지탱하는 근육을 말합니다. 척추와 골반 그리고 복부를 이루는 근육들입니다. 이러한 코어 근육은 몸의 중심을 잡아주고 자세를 유지하며 신체의 모든 움직임과 힘의 전달에 관여하기 때문에 매우 중요합니다. 플랭크 운동이나 브릿지 운동 등을 통해서 몸의 코어를 강화시켜야 한다는 얘기를 많이 들어봤을 겁니다. 전신 건강의 기초가 되는 코어 근육이 튼튼하면 바른 자세를 유지할 수 있고 그렇지 못하면 자세가 삐뚤어지고 심한 경우에는 만성적인 허리 통증에 시달리게 됩니다.

그런데 발에도 발의 중심, 풋코어 근육이 있습니다. 발등뼈와 발바닥 사이에 아치를 이루는 오목한 공간 대부분을 근육이 채우고 있는데, 그 근육들을 합쳐 '풋코어'라고 합니다. 실제로 발의 세로나 가로 단면을 보면 발의 중심 오목한 곳에 근육층이 상당히 두껍게 형성되어 있습니다. 특정 근육 하나만 일컫는 게 아니고 발가락을 벌리고, 오므리고, 구부리고, 펴게 해주는 여러 개의 잔근육들을 통틀어 풋코어 근육이라고 부릅니다. 풋코어의 정확한 의학 용어는 내재근(內在筋, intrinsic muscle)입니다. 발

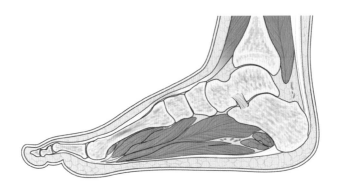

발의 세로 단면 − 발의 오목한 공간에 두껍게 근육층이 형성되어 있다.

안에 존재하는 근육이라는 뜻인데, 근육의 시작과 끝이 모두 발 안에 있는 작은 근육들입니다.

내재근이 있으니 외재근(外在筋, extrinsic muscle)도 있겠죠. 외재근에 속하는 근육들은 대부분 종아리에 있고, 근육에 연결된 힘줄은 발 안으로 이어집니다. 발 입장에서 보면 근육이 발의 바깥에 있으니 '외재근'이라고 합니다. 그런데 종아리가 발보다 훨씬 크고 굵은데 왜 발 입장에서 이름을 붙였을까요? 그 이유는 근육의 작용이 모두 발에서 이루어지기 때문입니다. 종아리에서 시작해서 종아리에서 끝나는 근육은 없습니다. 종아리에 있는 모든 근육은 발로 연결되어 발에서 움직임을 만들어냅니다. 발이 없으면 종아리 근육은 존재의 의미가 없는 셈입니다.

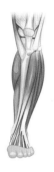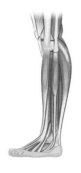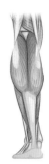

종아리부터 발로 연결되어 있는 외재근

외재근은 허벅지나 종아리에서부터 시작해서 발까지 연결되어 있기 때문에 내재근에 비해 근육이 길고 크기도 큽니다. 근육이 큰 만큼 힘도 강합니다. 종아리 뒤쪽 근육은 우리가 두 발로 섰을 때 앞으로 넘어지지 않도록 뒤에서 잡아주고, 걸을 때 바닥을 박차고 나갈 수 있는 힘의 원천입니다.

종아리 앞쪽 근육은 걸을 때 발목을 위로 꺾어 발이 바닥에 걸리지 않게 들어 올려주는 중요한 기능을 합니다. 이 근육이 약해지면 걸을 때 발이 처져서 바닥에 끌리거나 자기 발에 걸려 넘어지게 되는데, 이것이 바로 어르신들 낙상 사고의 주요 원인입니다. 종아리 바깥쪽 근육은 발목이 안쪽으로 삐끗하는 것을 막아주기 때문에 발을 자주 접질린다면 이 근육을 강화시켜야 합니다. 외재근은 이렇게 발을 여러 방향으로 움직이게 해주고 발목을 강화시키는 기능을 합니다. 뿐만 아니라 내재근과 함께 발가락을 구부리고 펴는 동작을 돕습니다.

발의 잔근육인 내재근은 기본적으로는 발가락을 곧게 펴고, 발가락을 벌리고, 모으는 기능을 합니다. 뿐만 아니라 발의 아치를 유지할 수 있도록 구조적인 안정성에 기여하고, 발바닥의 지방 패드와 함께 충격을 흡수하는 역할을 합니다. 그 외에도 발을 심장처럼 뛰게 해주는 펌프 역할을 합니다.

하루 종일 서 있거나 앉아 있는 시간이 많으면 아래로 내려갔던 피와 체액이 원활하게 위로 올라오지 못해서 다리가 붓게 됩니다. 이때 내재근의 수축과 이완으로 발을 쥐어짜주는 역할이 반드시 필요합니다. 내재근이 발에 정체되어 있는 체액을 짜서 위로 올려주면 이를 받은 종아리는 외재근의 강력한 수축을 통해 중력을 거슬러 심장을 향해 밀어 올립니다. 그렇다면 과연 발을 심장처럼 뛰게 해주는 풋코어는 어떻게 생겼을까요?

알아두면 쓸모 있는
풋코어의 구조

　구조를 알면 기능이 보입니다. 기능을 알면 고장 났을 때 원인을 알 수 있고, 원인을 알아야 제대로 고칠 수 있습니다. 헬스장에 가서 무턱대고 기구를 들어 올리는 것보다는, 근육의 구조를 이해하고 정확한 자세로 운동을 해야 제대로 근육에 자극을 줄 수 있습니다. 발도 마찬가지입니다. 여러 가지 질병과 변형을 예방하기 위해서는 풋코어를 이루는 근육에 대해 이해해야 합니다. 물론 각각의 근육들을 하나하나 외울 필요는 없습니다. 혹시 벌써부터 슬슬 머리에 쥐가 난다면 다음 장으로 넘어갔다가 나중에 궁금할 때 다시 찾아봐도 좋습니다.

　발 안에 두툼하게 자리를 차지하고 있는 풋코어는 총 4개의 층으로 근육들이 겹겹이 쌓여 있습니다. 이해를 돕기 위해 아파트에 비유를 하자면, 1층에는 풋코어 근육 중 가장 크고 중요한 엄지벌림근(abductor hallucis)과 함께 짧은발가락굽힘근(flexor digitorum brevis), 새끼벌림근(abductor digiti minimi)이 살고 있습니다. 엄지벌림근은 말 그대로 엄지를 검지로부터 멀어지는 방향으로 벌려줍니다. 그런데 우리는 실제로 엄지발가락을 벌릴 일이 별로 없습니다. 침팬지처럼 엄지와 검지 사이를 벌려서 발가락으로 나뭇가지나 물건을 쥐는 게 아니기 때문에 대부분은 이 근육을 평생에 걸쳐 거의 한 번도 제대로 사용하지 않습니다. 물론 발을 딛고 발가락에 힘을 줄 때 간접적인 자극은 되지만 근육의 이름처럼 직접적으로 엄지를 벌리는 기능을 사용하지는 않습니다. 사용하지 않는 근육은 퇴화되기 마련입니다. 많은 사람들이 이 근육이 퇴화되어 엄지를 벌리지 못합니다. 여러분도 되는지 지금 한번 해보세요. 병원에서도 환자들에게 시켜보면 "어? 이게 안되네?" 하고 놀라는 분들이 정말 많습니다. 엄지벌림근이 약해지면 신발에 의해 발가락이 반대 방향으로 넘어가려고 할 때 저항하는 힘이 없어집니다. 그렇게 해서 생기는 병이 무지외반증입니다. 새끼벌림근도 마찬가지로 약해지면 새끼발가락이 안쪽으로 휘고 관절 부위가 튀어나와 통증을 유발하

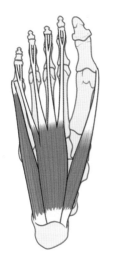
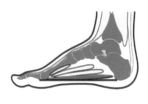

풋코어 근육 1층 – 엄지벌림근, 짧은발가락굽힘근, 새끼벌림근

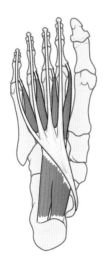
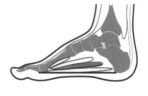

풋코어 근육 2층 – 벌레근, 발바닥네모근

는 소건막류가 생길 수 있습니다. 엄지발가락과 새끼발가락을 벌리는 건 다른 외재근의 도움이 없이 오로지 이 1층에 사는 내재근, 엄지벌림근과 새끼벌림근의 작동에만 의존합니다.

2층에는 이름도 이상한 벌레근(lumbricals)과 발바닥네모근(quadratus plantae)이 살고 있습니다. 벌레근을 한자로는 벌레 충자를 써서 충양근(蟲樣筋)이라고 하는데, 실제로 보면 전혀 벌레 같아 보이진 않고 그냥 멀쩡한 작은 근육들입니다. 왜 이런 이름이 붙었는지는 잘 모르겠습니다. 여하튼 발 아파트 2층에는 벌레들이 산다고 하면 기억하는 데는 도움이 됩니다. 벌레근은 총 4개가 있는데 엄지를 제외한 나머지 발가락들을 모으고, 발가락 마디를 곧게 쫙 편 상태로 바닥을 누를 수 있게 해줍니다. 이러한 근육은 걸을 때마다 발이 균형을 잡는 데 중요한 역할을 합니다. 벌레근들이 약해지면 발가락을 곧게 쫙 펴는 게 안되고, 그러면 제대로 힘을 쓸 수 없습니다. 이런 상태가 오래 방치되면 발가락이 구부러진 채로 굳어버리는데, 이를 갈퀴족지변형이라고 합니다. 당뇨가 오래되면 합병증으로 신경병증이 오는데, 운동 신경이 마비되어 벌레근들이 다 죽어버리면 발가락이 갈퀴처럼 구부러지게 됩니다.

벌레들이 사는 2층 위, 3층에는 엄지를 모으고 구부리는 엄

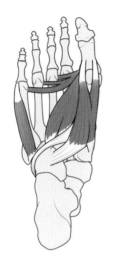
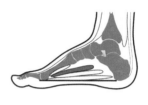

풋코어 근육 3층 – 엄지모음근, 짧은엄지굽힘근, 새끼굽힘근

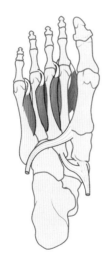
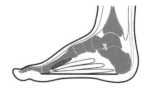

풋코어 근육 4층 – 뼈사이근

지모음근(adductor hallucis)과 짧은엄지굽힘근(flexor hallucis brevis), 새끼발가락을 구부리는 새끼굽힘근(flexor digiti minimi)이 있습니다. 그리고 마지막 꼭대기 층인 4층에는 지붕을 이루는 5개의 발등뼈 사이사이에 근육들이 끼여 있습니다. 실제로 이름이 뼈사이근(interossei)입니다. 좁은 뼈 사이 공간을 복층으로 나눠서, 발바닥쪽뼈사이근과 발등쪽뼈사이근이 함께 살고 있습니다. 발바닥쪽뼈사이근은 3, 4, 5번째 발가락을 2번째 발가락쪽으로 모아주고, 발등쪽뼈사이근은 반대로 2, 3, 4번째 발가락을 벌리는 역할을 합니다. 발가락을 모아주는 게 사는 데 뭐가 중요할까 생각이 들 수도 있지만 걷거나 달릴 때 같이 앞꿈치를 박차고 나가는 순간 발가락들이 힘 없이 벌어지는 것을 방지하고 하나로 똘똘 뭉쳐서 제대로 힘을 쓸 수 있도록 자세를 잡아줍니다. 뼈사이근이 없으면 앞꿈치에 힘이 모이지 않아 힘차게 걷거나 뛸 수 없으니 꼭 필요한 근육입니다. 또한 발바닥쪽 및 발등쪽 뼈사이근들은 벌레근을 도와 작은 발가락들을 일자로 곧게 편 상태로 바닥을 누를 수 있게 해줍니다. 이렇게 발가락을 곧게 펴고 바닥을 누르는 것은 발의 안정성에 기여할 뿐만 아니라, 걷거나 달릴 때 발가락을 구부리는 근육(장족지굴근 및 단족지굴근)들이 제대로 힘을 쓸 수 있도록 자세를 잡아주기 때문에 매우 중요합니다.

    지금까지 1층부터 4층으로 쌓여 있는 풋코어 근육들을 알아보았습니다. 이 근육들을 가장 아래에서 받치고 있는게 바로 족저근막입니다. 족저근막은 뒤꿈치 뼈부터 앞꿈치를 지나 발가락까지 이어지는 넓은 섬유 띠입니다. 족저근막 밑에는 두꺼운 지방 패드가 있는데, 발의 쿠션 역할을 합니다.

    이렇게 발에 있는 잔근육들은 벌레같이 작더라도 다 각자의 역할이 있습니다. 개별적인 힘들이 모여서 전신을 안정적으로 받쳐주기 때문에 우리는 두 발로 설 수 있고, 뛰어다녀도 넘어지지 않고 균형을 잡을 수 있습니다. 그동안은 잘 몰랐지만 지금부터라도 이 작은 근육들의 소중함을 알고 풋코어가 약해지지 않도록 잘 관리하면 100세까지 건강하게 걸을 수 있습니다. 발 건강의 핵심은 바로 풋코어에 있기 때문입니다.

발 건강의 핵심,
풋코어가 중요한 이유 3가지

　　발바닥에 있는 자잘한 잔근육들이 뭐가 그리 중요할까요? 허벅지나 엉덩이 근육에 비하면 그야말로 새 발의 피처럼 작게 느껴지는데 말입니다. 앞서 풋코어 근육이라고 얘기한 발의 내재근들은 크기도 작고 근육이 수축할 때 나타나는 움직임도 별로 눈에 띄지 않습니다. 그래서 그동안 많은 관심을 받지 못했습니다. 정형외과 전문의인 저도 의과대학 본과 1학년 때 해부학 수업을 하면서 처음 근육들의 이름을 외웠고, 또 정형외과 레지던트 1년 차 때 다시 한번 외운 뒤로는 거의 잊어버리다시피 했습니다. 정형외과 의사는 주로 골절이나 인대 파열, 관절염 등 수술을 해서 치료할 수 있는 것에 관심이 많습니다. 근육, 특히 발바닥에 있는 잔근육은 수술을 할 수 있는 것도 아니고 정형외과 의사로서 환자들에게 별로 해줄 수 있는 게 없습니다. 그러다 보니 학계에서도 자연스레 내재근에 대한 이해와 연구가 상대적으로 덜 되어 있는 편입니다.

하지만 우리 몸에 중요하지 않은 게 어디 있나요. 알고 보니 발 건강의 핵심은 내재근이었습니다. 말 그대로 풋코어 근육이 발 건강의 코어인 셈입니다. 발에 생기는 여러 가지 질환의 중요한 원인이 되고, 많은 경우 치료를 해도 잘 낫지 않거나 재발하는 이유가 바로 '풋코어'에 있었습니다. 그동안 발이 아파서 병원에서 치료를 받아도 잘 낫지 않았다면, 풋코어 근육 때문은 아닌지 반드시 확인해봐야 합니다.

이제 풋코어에 대해 어느 정도 개념은 잡혔을 거라 생각합니다. 다시 한번 말하자면 풋코어의 개별적인 근육의 이름까지 모두 외울 필요는 없습니다. 풋코어란 발 안에 있는 작은 근육들이고, 발 건강의 핵심이라고 알고 있으면 충분합니다. 그렇다면 풋코어가 왜 그렇게 중요한지 크게 3가지로 이유를 정리해보겠습니다.

풋코어 근육이 중요한 첫 번째 이유는 바로 발의 구조적인 안정성에 기여하기 때문입니다. '근육' 하면 보통 '움직임'이 떠오르지만 움직임이 일어나기 전에 더 중요한 것이 바로 기본적인 골격 구조를 잡아주는 역할입니다. 등을 곧게 젖혀주는 척추세움근이 약해지면 등과 허리가 앞으로 구부정해지는 걸 생각해보세요. 몸의 코어 근육이 전신을 반듯하게 잡아주듯이, 풋코어 근육은 발의 구조를 잡아주는 역할을 합니다.

발의 구조를 담당하는 요소에는 뼈와 인대, 그리고 근육이 있습니다. 뼈는 기본적인 골격 구조를 이루는데, 한쪽 발에 총 26개의 뼈가 역동적으로 움직이면서도 힘을 잘 받을 수 있도록 아치 구조를 이루고 있습니다. 뼈와 뼈가 만나면 관절을 이루고, 관절 주변엔 여러 인대가 붙어 있습니다. 인대는 뼈와 뼈 사이를 연결해주는 섬유성 결합 조직입니다. 근육과 달리 인대는 그 자체로는 수축과 이완 기능이 없습니다. 움직임이 없는 상태에서 관절을 잡고 있기 때문에 관절의 '정적인 안정성(static stability)'을 담당합니다. 인대가 파열되거나 느슨하면 관절의 안정성이 불안해지고 골격 구조의 변형이 옵니다. 반면 근육은 '동적인 안정성(dynamic stability)'을 담당합니다. 근육이 수축하면 당기는 힘에 의해 관절에 추가적인 안정성이 생기게 됩니다. 뼈와 인대가 기본적인 골격 구조를 이루고, 거기에 근육의 힘이 더해져서

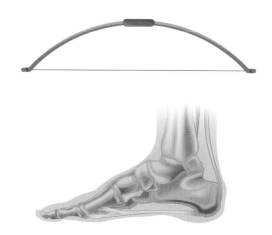

활시위처럼 족저근막이 발 아치의 양 끝을 붙잡고 있다.

발의 구조가 안정적으로 유지될 수 있는 겁니다.

풋코어 근육은 아치로 인해 생긴 발의 오목한 부분을 채우고 있습니다. 발 전체 크기에 비하면 상당히 큰 공간을 두툼하게 차지하고 있는 겁니다. 따라서 그 자체로서 어느 정도 충격을 흡수하고 아치 구조를 받쳐주는 역할을 합니다. 뿐만 아니라 디뎠을 때 아치 구조가 과도하게 늘어나거나 무너지지 않도록 버티는 힘을 제공합니다. 활을 떠올려보세요. 활 모양을 살펴보면 활대의 양 끝에 활시위가 팽팽하게 연결되어 휘어 있는 구조입니다. 서 있을 때 발의 구조를 옆에서 보면 활과 유사한 부분이 있습니다. 앞꿈치에서부터 뒤꿈치까지 여러 개의 뼈가 활처럼 아치 구조를 이루고 있고, 족저근막이 활시위처럼 아치의 양 끝을 붙잡고 있습니다. 발의 구조와 활이 다른 점은 활은 활대가 휘어져 생긴 공간이 비어 있지만, 발은 그 공간을 풋코어 근육이 채우고 있다는 것입니다.

풋코어 근육은 대부분 뒤꿈치에서 앞꿈치 방향으로 세로로 배열돼 있기 때문에 마치 활시위가 여러 겹으로 두툼하게 쌓여 있는 것과 유사합니다. 따라서 풋코어 근육은 족저근막과 함께 체중 부하로 아치가 낮아지면서 바닥 쪽이 과도하게 늘어나려는 것을 견딥니다. 또한, 풋코어 근육의 능동적 수축은 전체적으로 봤을 때 앞꿈치를 뒤꿈치 방향으로 끌어당김으로써 발의 아치를 강화하는 효과가 있습니다. 이렇게 풋코어는 발의 구조적인 안정성에 중요한 역할을 하기 때문에 풋코어가 튼튼하면 발이 짱짱하고 건강하지만, 풋코어가 흐물흐물하면 아치도 낮아지고 발의 여러 가지 구조적 변형이 발생합니다.

바닥을 잡는 힘,
접지력의 원천 풋코어

풋코어 근육이 중요한 두 번째 이유는 접지력의 근원이기 때문입니다. 뿌리가 약하면 나무가 흔들리듯이 발이 약하면 전신이 흔들리게 됩니다. 발이 약하다는 게 무슨 말일까요? 발바닥에도 힘이 있습니다. 바로 발이 바닥을 잡는 힘, 접지력입니다. 접지력은 평소 잘 느끼지 못하기 때문에 발이 바닥을 잡는다라는 말이 잘 이해가 되지 않을 겁니다. 손으로 물건을 잡듯 발가락으로 바닥을 움켜쥐는 것은 아니지만, 발은 노면 환경과 자세에 따라 순간순간 정교하게 움직이며 몸이 쓰러지지 않도록 버티며 힘을 쓰는데 이게 바로 접지력입니다. 발바닥과 5개의 발가락에 적절한 힘이 들어가서 상황에 맞게 발이 바닥에 밀착될 수 있게 해주는 힘이 접지력입니다.

　접지력의 원천은 바로 풋코어입니다. 근육의 힘은 일반적으로 근육의 부피와 비례하기 때문에 운동을 통해 근섬유가 굵어지고 근육의 크기가 증가하면 더 많은 힘을 쓸 수 있습니다. 반대로 근육이 마르고 위축되면 힘이 약해지게 됩니다. 따라서 풋코어가 강하면 접지력이 좋고 튼튼한 발이고, 풋코어가 약하면 접지력이 약한 발이라고 할 수 있습니다.

　접지력이 약하면 몸의 균형을 잃고 쉽게 넘어질 수밖에 없습니다. 어르신들에게 낙상 사고를 예방하는 운동으로 엉덩이와 허벅지 근육을 키우는 스쾃 운동과 발목을 강화시키는 종아리 운동을 주로 강조하지만 발바닥 힘을 간과해서는 안 됩니다. 발바닥 힘이 약하면 발에서부터 흔들리기 때문에 아무리 종아리와 허벅지가 튼튼해도 소용없습니다. 발바닥 힘은 신체 균형의 뿌리이자 기본입니다.

　풋코어 근육이 중요한 세 번째 이유는 풋코어가 발의 정상적인 기능을 담당하기 때문입니다. 인간의 발이 가진 중요한 기능 중 하나가 바로 부드러워지기도 하고 단단해지기도 하는 능력입니다. 걸을 때 발은 가만히 있는 게 아닙니다. 지속적으로 움직

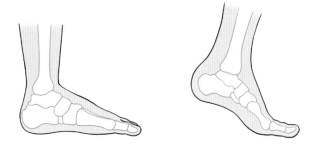

충격을 흡수했다가 다시 단단하게 조여서 바닥을 박차는 발

이며 부드러워졌다가 단단해졌다가를 끊임없이 반복합니다.

걷거나 달릴 때 착지하는 과정에서 발이 딱딱하면 어떻게 될까요? 충격 흡수가 되지 않아 충격이 그대로 몸으로 전달됩니다. 반대로 다시 바닥을 박차고 나가려고 하는데 발이 계속 부드러운 상태로 있으면 어떨까요? 발이 물렁물렁하면 힘이 제대로 전달되지 않아 추진력을 잃게 됩니다. 따라서 발이 바닥을 박차고 나갈 때는 단단하게 조여져야 앞으로 나아갈 수 있고 바닥에 착지할 때는 부드러워져야 충격을 흡수할 수 있습니다. 발은 이렇게 걸을 때마다 매 순간 부드러워졌다가 단단해졌다가를 반복하고 있습니다.

발의 이런 카멜레온 같은 기능은 뼈와 관절의 모양, 그리고 근막과 근육의 작동으로 생깁니다. 따라서 풋코어 근육이 약해지면 이 기능에도 문제가 생길 수 있습니다. 걸을 때 충격 흡수가 원활하지 않으면 충격이 전달되어 발에 통증이 생기고, 발이 단단하게 조여지지 않으면 발 근육에 무리가 와서 쉽게 발이 피로하고 많이 걷지 못하게 됩니다.

지금까지 얘기한 것을 정리해보자면 풋코어는 발의 구조적인 안정성과 정상적인 기능을 담당하고 접지력의 원천이기 때문에 발 건강의 핵심입니다. 하지만 우리가 모르는 사이에 풋코어는 조용히 약해지고 있습니다. 5개의 발가락 사이사이가 모두 벌어지도록 발가락을 쫙 벌려보세요. 또 발가락을 모으고, 구부리고, 펴는 동작이 모두 잘되는지 한번 시도해보세요. 혹시 잘 안되거나 발에 쥐가 난다면 풋코어가 약해졌는지 의심해봐야 합니다.

풋코어
자가 검진법

과연 나의 풋코어는 건강할까요? 근육의 상태를 정확히 알아보려면 초음파나 MRI 검사가 필요하지만 풋코어 근육들이 제대로 잘 작동하고 있는지는 스스로 간단히 체크해볼 수도 있습니다.

다음의 동작들을 따라해보세요. 잘된다면 풋코어 근육의 기능이 좋은 거고, 잘 안된다면 풋코어 근육의 약화나 퇴화를 의심해볼 수 있습니다.

☑ 발가락 곧게 펴기

1. 의자에 반듯하게 앉아서 맨발로 앞꿈치와 뒤꿈치가 모두 바닥에 닿도록 한다.

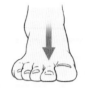

2. 그 상태에서 5개 발가락의 모든 마디마디를 완전히 곧게 쫙 편 상태로 바닥을 누른다.

3. 발가락의 아랫면이 바닥에 모두 닿도록 힘을 줘서 누른다. 이때 구부러진 채로 완전히 쫙 펴지지 않는 마디가 있으면 안된다.

☑ 엄지발가락 올리기

1. 발가락 곧게 펴기 완성 자세에서 시작한다.

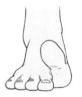

2. '엄지 척' 또는 '엄지 일등'을 하듯이 엄지발가락만 최대한 위로 젖혀 올린다. 이때 나머지 발가락은 곧게 쫙 편 상태에서 바닥을 누르는 자세를 유지해야 한다.

TIP. 엄지를 들 때 나머지 발가락이 버티지 못하고 구부러지거나 바닥에서 떨어진다면 해당 근육의 힘이 약하기 때문이다.

☑ 발가락 벌리기

1. 뒤꿈치와 앞꿈치를 바닥에 붙인
   상태에서 5개 발가락을 모두 들
   어 올리고 사이사이가 모두 벌어
   지도록 쫙 벌린다.

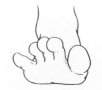

   TIP. 부채살 펴듯이 또는 개구리 발가락처럼 쫙 펴져야 한다.

2. 그 상태에서 엄지발가락과 새끼
   발가락만 내려서 바닥에 붙인다.
   2, 3, 4번째 발가락은 높이 들고
   쫙 벌린 상태를 그대로 유지한다.

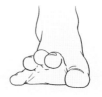

   TIP. 이 동작은 상당히 난도가 높기 때문에 한 번에 성공했다면 근육이 개별적으
   로 잘 작동하고 있다는 뜻이다.

☑ 발가락 모으기

1. 모든 발가락을 곧게 편 상태로 2
   번째 발가락을 중심으로 나머지
   발가락을 모두 모은다. 모든 발가
   락 사이사이에 틈이 생기지 않도
   록 밀착시키고 발가락이 구부러

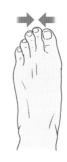

지면 안 된다.

TIP. 잘 이해가 안 된다면, 다섯 손가락을 쫙 편 상태로 손가락 사이에 틈이 없게 밀착시킨다. 같은 동작을 발로 한다.

혹시 잘 안되시나요? 발이 아파서 병원에 오는 분들에게 이런 동작들을 해보라고 하면 못하는 분들이 참 많습니다. 대부분 "어? 이게 안 되네? 왜 안 되지?" 하면서 신기해하거나 황당해합니다. 누구나 이런 동작들을 수행하는 풋코어 근육을 갖고 있습니다. 하지만 살면서 풋코어 근육들을 잘 사용하지 않고 소홀했기 때문에 약해지거나 퇴화돼서 이런 동작들이 되지 않는 겁니다.

안 된다고 너무 실망할 필요는 없습니다. 안 된다는 것을 발견했다면 그 자체로서도 큰 수확입니다. 만약 이를 모르고 계속 방치했다면 앞으로 풋코어는 더 약해질 게 불 보듯 뻔하기 때문입니다. 이제 알았으니 경각심을 가지고 풋코어에 관심을 기울여주세요. 남은 인생을 두 발로 걸으며 건강하게 보낼 것인지는 풋코어에 달려 있습니다.

지금, 당신의 풋코어가
무너지고 있다

풋코어 자가 검진 동작들이 되긴 되는데 힘들다면 근육이 약화된 거고, 아예 안 된다면 근육이 퇴화된 거라고 볼 수 있습니다. 왜 이렇게 된 걸까요?

보통 근육이 약해지면 힘이 줄지 기능 자체가 안 되진 않습니다. 가령 팔로 아령을 들어 올리는 운동을 생각해보면 힘이 약하면 무거운 무게는 들지 못하지만 가벼운 아령은 들 수 있습니다. 이런 경우는 근육이 약해지긴 했지만 기능은 살아 있으므로 운동을 통해 강화시킬 수 있습니다. 만약 무게와 상관없이 팔이 전혀 움직이지 않는다면 신경 마비나 관절 강직, 근육 퇴화 등이 원인일 겁니다.

풋코어도 마찬가지입니다. 풋코어도 근육이기 때문에 사용하지 않으면 약해집니다. 당뇨병성 신경병증이나 말초신경병증 등으로 신경 마비가 오면 근육을 자극하는 신호가 차단되기 때문에 결국 근육은 퇴화합니다. 심한 외상이나 심각한 감염 후유증으로 근육이 퇴화되기도 합니다.

우리 몸의 모든 근육은 항상 생성과 소멸을 반복합니다. 반복적인 사용에 의해 손상되거나 오래되어 자연적으로 파괴된 근섬유는 저절로 흡수되어 없어지고, 그 자리에 새로운 근섬유가 만들어집니다. 이렇게 해서 오래된 근육은 사라지고 새로운 근육으로 바뀌는데 보통 3~4개월 정도면 전신의 근육이 새것으로 바뀌게 됩니다.

그런데 문제는 근육의 자연적인 재생 능력이 나이가 들면서 조금씩 떨어진다는 겁니다. 젊었을 때는 근육의 재생 능력이 좋기 때문에 특별히 운동을 열심히 하지 않더라도 근육량이 잘 유지됩니다. 하지만 나이가 들수록 근육의 자연적인 재생 능력이 감소하기 때문에 근육의 생성이 소멸을 따라가지 못합니다. 근육이 파괴되는 것보다 새로 만들어지는 게 적으니 당연히 근육은 점차 위축되고 퇴화됩니다. 근육이 위축된다는 것은 근섬유가 가늘어져 약해지는 것이고, 퇴화된다는 것은 근육섬유가 근

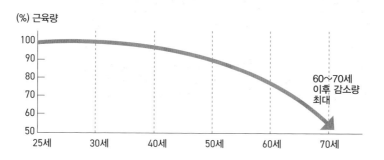

육이 아닌 지방이나 섬유조직 같은 다른 조직으로 변하여 정상적인 근육의 모습과 기능을 잃게 되는 것을 의미합니다.

40세 이후에는 보통 1년에 약 0.8%씩 전신의 근육량이 감소합니다. 그러다가 60대부터는 더 급격하게 근육이 감소하여, 80대가 되면 젊었을 때에 비해 근육량이 절반으로 감소합니다. 이런 현상을 '근감소증'이라고 합니다. 과거에는 근육이 마르는 건 자연스러운 노화 현상이라고 여겼습니다. 나이가 들면서 근육이 줄어드는 건 당연한 현상이지 병이라고 규정하지는 않았습니다. 하지만 최근 의학계에서는 근감소증을 질병으로 규정하고 있습니다.

풋코어도 근육이기 때문에 특별히 운동을 하지 않으면 나이가 들면서 약해지기 마련입니다. 당뇨나 류머티즘 같은 질환을 앓

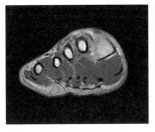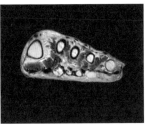

MRI로 본 발의 가로 단면 –
풋코어 근육이 튼튼한 정상 발(좌), 풋코어 근육이 위축된 발(우)

고 있는 환자들에게만 해당되는 얘기가 아닙니다. 저도, 지금 이 글을 읽고 있는 여러분도 모두 해당됩니다. 특별히 신경 써서 발 운동을 하고 있지 않다면 풋코어는 서서히 무너지고 있습니다.

그렇다면 어떻게 해야 할까요? 알약 하나로 근육이 생기거나 튼튼하게 유지될 수 있으면 좋겠지만 아직 근감소증에 대한 치료제는 없습니다. 근감소증을 예방하거나 회복하기 위해서는 영양과 운동을 강조할 수밖에 없습니다. 잘 먹고 열심히 운동해서 근육의 재생 능력을 높이는 것이 유일한 방법입니다.

보통 운동을 하라고 하면 걷기 운동을 제일 많이 떠올립니다. 하지만 근육을 키우기 위해서는 근력 강화 운동을 해야 합니다. 중력을 거슬러서 무거운 무게를 들어 올리거나, 저항을 거스르는 방향으로 근육의 수축과 이완 운동을 해야 합니다. 풋코어도 마찬가지입니다. 만 보 걷기를 하면 풋코어가 강화될까요? 얼핏 생각하면 걸을 때마다 발을 쓰니까 풋코어가 강화될 것 같지만, 사실은 그렇지 않습니다. 풋코어 근육의 기능은 발가락을 구부리고, 펴고, 벌리고, 모으는 건데 걸을 때는 이런 개별적인 근육이 별로 자극되지 않습니다. 따라서 풋코어 근육들을 하나씩 정확하게 자극하고 강화시키는 운동을 별도로 해야 합니다.

그렇다면 운동은 얼마나 해야 할까요? 나이가 들수록 근육의 재생 능력이 떨어지기 때문에 젊었을 때보다 더 열심히, 더 많이 운동해야 합니다. 사랑에는 나이가 없다지만 운동에는 나이가 있습니다. 젊었을 때는 특별히 신경 쓰지 않아도 근육이 저절로 유지되지만, 중년 이후에는 일부러 챙겨서 더 열심히 운동을 해야 근육을 유지할 수 있습니다.

지금 당신의 풋코어가 무너지고 있습니다. 100세까지 두 발로 걷는 행복을 누리고 싶은가요? 그렇다면 다른 방법은 없습니다. 지금부터라도 풋코어 운동을 열심히 그리고 꾸준히 해야 합니다.

신발 속에서
점점 약해지는 풋코어

인간은 본래 맨발로 태어나고 맨발로 걷도록 설계되었습니다. 그런데 우리는 두 발로 집 밖을 나서기 시작하면서부터 신발을 신습니다. 그 순간부터 발은 평생토록 신발의 보호를 받게 됩니다. 우리나라는 실내에서라도 신을 벗고 생활하기 때문에 그나마 덜하지만, 미국처럼 실내에서도 신발을 신고 생활하는 문화에서는 거의 씻을 때와 잠잘 때만 빼고 하루 종일 신발을 신고 지냅니다. 인간의 발은 다양한 자연환경에서 맨발로 걸을 수 있도록 만들어졌는데, 이렇게 신발에 갇혀 살게 되면 어떤 영향이 있을까요?

두꺼운 장갑을 끼면 손의 움직임이 어떤가요? 둔해지기 마련입니다. 만약 우리가 하루 종일 두꺼운 장갑을 끼고 지낸다고 생각해봅시다. 장갑을 끼고 밥을 먹고, 글씨를 쓰거나 핸드폰을 하고 일을 할 때도 장갑을 벗지 않는다면 우리 손은 어떻게 될까요? 평생 그렇게 지낸다면 아마도 손은 더 이상 섬세하게 움직이지 못할 겁니다. 마디마디가 뻣뻣하게 굳어서 주먹이 다 쥐어지지도 않을 겁니다. 뭐든지 사용하지 않으면 본래의 기능을 잃고 녹이 슬기 마련입니다. 다행히 우리는 꼭 필요할 때만 장갑을 착용하고, 평상시에는 맨손으로 활동을 하기 때문에 손의 본래 기능을 대부분 다 사용하며 살고 있습니다.

하지만 발은 다릅니다. 자연환경에서 맨발로 다니도록 만들어졌지만, 현대사회에서 신발을 신지 않고 다니는 것은 상상할 수 없습니다. 요즘은 맨발 걷기가 유행이라 흙길에서 잠깐씩 맨발로 걷는 분들은 많이 있지만 아스팔트나 콘크리트 바닥을 맨발로 걷고 지하철역 계단과 에스컬레이터를 맨발로 다닐 수 있을까요? 남들이 이상하게 쳐다보는 시선은 둘째 치고서라도, 조금만 걸어도 발이 부르트고 물집이 잡혀서 걷지 못할 겁니다. 그래서 우리는 신발을 신습니다. 딱딱하고 거친 외부 환경으로부터 발을 보호하기 위해서는 신발이 필요합니다.

신발의 단단한 겉창은 험한 바닥으로부터 발을 보호해줍니다.

푹신한 쿠션이 있는 중창은 걸을 때 충격을 흡수하는 완충작용을 합니다. 안창 또는 깔창은 발을 포근하게 감싸주고 편안하게 아치를 받쳐줘서 체중이 발바닥 전체에 골고루 분산되도록 해줍니다. 뿐만 아니라 여러 가지 다양한 기능성 신발들도 있습니다. 바닥이 둥그렇게 생겨서 발의 구르기 동작을 대신 해주는 신발도 있고, 스프링이 달려서 충격을 흡수하고 더 쉽게 바닥을 박차고 나갈 수 있게 해주는 신발도 있습니다. 최근에는 탄소 깔창이 들어간 운동화도 나오는데 발이 바닥을 딛을 때는 에너지를 흡수했다가 바닥을 차고 나갈 때는 깔창의 탄성으로 튕겨주기 때문에 걷기나 달리기의 효율을 높여줍니다. 또, 등산화나 안전화처럼 목이 높아서 발목을 잡아주는 신발은 발목 주변 근육이 약해도 삐끗하지 않게 도와줍니다. 신발은 점점 발을 편안하고 힘들이지 않고도 걷고 뛸 수 있도록 발전하고 있습니다.

　하지만 뭐든지 사용하지 않으면 퇴화되고 과잉보호를 하면 약해지기 마련입니다. <u>신발 안에서 발은 전체가 하나로 움직입니다. 발가락을 개별적으로 움직일 일은 거의 일어나지 않습니다.</u> 미끄러지거나 흔들리지 않기 위해서는 발의 접지력을 이용하여 발바닥으로 바닥을 쥐어야 하는데, 신발 겉창의 고무가 이를 대신하기 때문에 풋코어에는 힘이 덜 들어갑니다. 발 구르기 동작을 할 때는 풋코어 근육들이 수축해서 아치를 높이고 발의 관절 마디 하나하나를 짱짱하게 조여서 발을 단단하게 만들어줘야 하는데, 신발의 둥근 겉창이 이를 대신하는 만큼 풋코어는 덜 써도 됩니다. <u>편하지만 풋코어 근육을 덜 쓰는 만큼 발은 점점 약해집니다.</u>

깔창은 어떨까요? 요즘은 내 발에 꼭 맞도록 제작한 맞춤형 깔창을 사용하는 분들도 많이 늘었고, 발 상태에 따라 추가적인 처방이 들어간 의료용 깔창도 많이 사용합니다. 이러한 깔창은 발바닥에 가해지는 압력을 골고루 분산시키고 발의 정렬을 보정하는 효과가 있습니다. 따라서 여러 가지 구조적인 문제 때문에 발이 불편한 분들이 증상의 완화를 얻고자 할 때 유용합니다. 하지만 흔히들 깔창의 장점만 생각하고 단점은 간과하는 경향이 있습니다. 깔창에 장기적으로 의존했을 때 생길 수 있는 단점은 바로 깔창에 의한 풋코어 근육의 과잉보호와 약화입니다. 맞춤형 깔창이나 보정용 깔창은 착용했을 때는 편하지만, 편한 만큼 발의 근육은 덜 사용됩니다. 이런 깔창이 나쁘다는 얘기는 절대 아닙니다. 장점이 많기 때문에 실제로 족부 정형외과에서도 환자들에게 많이 처방하고 있습니다. <u>하지만 지속적으로 깔창을 사용하는 분들은 풋코어 근육이 약해지지 않도록 반드시 풋코어</u>

강화 운동에 특별히 신경을 써야 합니다.

신발 덕분에 우리는 더 많이, 더 멀리 걸을 수 있습니다. 하지만 그 부작용에 대해서도 한번쯤 생각해봤으면 좋겠습니다. 외부 환경으로부터 발을 보호하기 위해서 신발을 신게 된 건데, 보호를 받는 만큼 발은 약해집니다. 편하고 효율적으로 걷기 위해 신발을 신고 깔창을 사용하지만 발 원래의 고유 기능을 덜 사용하게 됩니다. 나도 모르는 사이에 신발에 길들여지고, 발은 서서히 약해지고 조금씩 퇴화됩니다. 이런 변화는 겉으로 잘 드러나지 않고 천천히 진행되기 때문에 인지하기가 어렵습니다. 문제가 심각해져서 병이 나기 전까지는 잘 모르고 지내기 마련입니다.

재밌는 사실은 미국에는 나이가 들면서 발의 아치가 무너지는 후천성 평발 환자가 매우 많다는 점입니다. 그냥 아치가 조금 낮은 수준이 아니고, 심각하게 무너져서 통증으로 정상 보행이 어려워 큰 수술을 요하는 정도의 평발 환자들이 아주 많습니다. 미국 의사들의 말로는 발 문제로 병원을 찾는 환자 10명 중 6~7명은 후천성 평발 환자라고 합니다. 다행히도 우리나라에는 이 정도로 심한 평발 환자는 드문 편입니다. 병원마다 차이는 있겠지만 대부분의 대학병원에서도 평발 교정 수술은 1년에 몇 건 정도 하는 수준입니다. 왜 이런 차이가 있는 걸까요? 그 이유에 대해서 명확히 밝혀진 바는 없습니다. 하지만 집 안에서도 신발을 신고 지내는 미국의 생활 방식과의 연관성을 부인하기는 어려울 것 같습니다.

제대로 고른 신발이
발 수명을 결정한다

발과 신발은 떼려야 뗄 수 없는 관계입니다. 발이 아플 땐 어떤 신발을 신어야 하는지 누가 좀 속 시원히 알려줬으면 좋겠습니다. 브랜드를 추천해달라거나 특정 모델이 괜찮은지 물어보는 분들도 참 많습니다. 그런데 사람마다 발 상태가 다르고 활동성과 용도에 따라서 신발을 골라야 하기 때문에 무조건 어떤 신발이 좋다고 단정 지을 수는 없습니다. 그래서 신발에 대한 이해와 나에게 맞는 신발을 고르는 안목을 갖는 게 중요합니다.

신발의 가장 기본적이고 중요한 기능은 발을 보호하는 겁니다. 등산이나 행군 등 힘든 상황일수록 발을 보호해줄 수 있는 신발이 좋습니다. 발을 보호하기 위해서는 겉창이 두껍고 단단해서 잘 꺾이지 않아야 합니다. 흔히 바닥이 부드러운 신발이 편한 신발이라고 생각하기 쉬운데, 많이 걷지 않을 때는 신었을 때 편한 신발이 좋은 건 맞습니다. 하지만 부드러운 신발을 신고 만보 걷기를 하면 발에 무리가 가게 됩니다. 신발이 발을 보호하는 기능이 떨어지기 때문입니다. 신발 바닥이 잘 꺾이면, 한 걸음 디딜 때마다 족저근막을 포함한 바닥쪽 구조물들이 많이 늘어나게 되어서 족저근막염, 지간신경종 같은 질환이 생길 수 있습니다. 겉창이 두껍고 단단하면 신발이 잘 꺾이지 않으니까 신발 안에서 발은 보호를 받습니다. 대신 안창이나 깔창은 푹신하고 부드러운 게 좋습니다.

등산화나 안전화처럼 발을 보호하는 기능이 많은 신발을 영어로 '맥시멀 슈즈'라고 합니다. 말 그대로 발을 보호하는 기능이 극대화된 신발입니다. 밑창은 겉창, 중창, 안창으로 이루어져 있는데, 겉창은 단단하고 접지력이 좋게 되어 있고 중창은 충격 흡수를 잘할 수 있도록 두껍습니다. 그리고 안창은 장시간 신발을 신고 있어도 발이 편안할 수 있도록 푹신합니다. 이런 맥시멀 슈즈는 밑창뿐만 아니라 발등을 감싸는 갑피도 두껍고 단단해서 주변 환경으로부터 발을 보호합니다. 뒷축은 뒤꿈치를 단단하게 잡아줌으로써 뒤꿈치가 안쪽이나 바깥쪽으로 휘는 것을 방지하고, 발목 부분도 발목을 안정감 있게 감싸줘서 접질리는 것을 예방합니다. 따라서 많이 걷거나 발이 아플 땐 맥시멀 슈즈를 선택하는 것이 좋습니다. 운동화도 다 같지 않습니다. 운동화 중에서도 '어글리 슈즈'처럼 맥시멀에 가까운 게 있고 반대로 매우 부드럽고 얇은 것도 있기 때문에 이런 부분을 잘 체크해서 선택해야 합니다.

그럼 발을 잘 보호하는 맥시멀 슈즈만 매일 신으면 될까요? 그렇지 않습니다. 우선 맥시멀 슈즈는 두껍고 무거운 만큼 다리를 피로하게 하기 때문에 일상생활에서 굳이 신을 필요가 없습니다. 그보다 잊지 말아야 할 것은 발이 항상 보호만 받다 보면 약해질 수 있다는 사실입니다. 신발의 기능이 많을수록 그만큼 발 고유의 기능을 덜 사용하게 되어 당장은 편하지만, 반복되다 보면 과잉보호가 결국 발 근육을 약하게 만들어버립니다.

그래서 발 고유의 기능을 살리고자 신발의 기능을 많이 덜어낸 신발도 있습니다. 거의 발을 최소한으로만 보호하는 신발이라고 해서 '미니멀 슈즈'라고 합니다. 맥시멀 슈즈와는 반대로 바닥이 얇고 낭창낭창해서 쉽게 꺾이고 쿠션도 없습니다. 뒷굽도 없고 뒷축이 발목을 잡아주지도 않습니다. 학생들이 즐겨 신는 얇은 천으로 된 운동화나 아주 얇고 가벼운 러닝화 또는 해변에

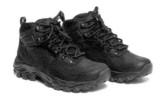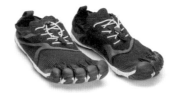

맥시멀 슈즈(좌), 미니멀 슈즈(우)

서 신는 아쿠아슈즈 등이 여기에 해당됩니다. 발가락 양말처럼 생겨서 발가락을 개별적으로 움직일 수 있는 신발도 있고, 외국에는 심지어 발바닥 모양을 한 얇은 스티커만 한 장 붙이도록 나온 신발도 있습니다. 미니멀 슈즈는 발의 자연스러운 움직임을 최대한 살림으로써 풋코어 근육을 강화하고 고유 수용성 감각과 반사신경을 훈련시켜 균형감각을 회복하고자 하는 데 목적이 있습니다.

맥시멀 슈즈와 미니멀 슈즈의 개념을 알고 있는 것은 나의 발 상태와 용도에 따라 적합한 신발을 선택하는 데 아주 큰 도움이 됩니다. 맥시멀과 미니멀은 하나의 스펙트럼의 양 끝이라고 생각하면 됩니다. 모든 신발은 맥시멀과 미니멀 사이 어딘가에 있습니다. 같은 구두라도 상대적으로 맥시멀 슈즈에 가까운 것이 있고 미니멀 슈즈에 가까운 것도 있습니다. 운동화도 마찬가지입니다.

정리해보자면, 기본적으로 많이 걸을 때는 밑창이 두껍고 발이 보호되는 신발을 신는 게 좋습니다. 발뒤꿈치나 앞꿈치에 통증이 있을 때도 맥시멀에 가까운 신발을 선택하는 게 좋습니다. 발의 통증이 상당한 수준인데 어쩔 수 없이 걸어야 할 때는 밑창이 약간 둥그렇게 생긴 신발을 신어보세요. 신발이 어느 정도 저절로 구르기 때문에 그만큼 발이 덜 꺾여서 편안한 효과가 있습니다. 발바닥이 아프고, 많이 걷는 게 아니라면 푹신하고 부드러운 신발이 좋습니다. 많이 걷지는 않지만 오래 서서 일하는 경우에도 푹신한 신발이 좋습니다. 단, 지나치게 푹신한 신발은 약간 흔들거려서 균형을 잡기 위해 나도 모르게 계속 힘을 쓰게 되어 오히려 피곤할 수 있습니다.

발 컨디션이 괜찮고 많이 걷는 게 아니라면 풋코어를 자극하고 발을 튼튼하게 하기 위해 미니멀에 가까운 신발을 선택해보세요. 신발 바닥이 얇은 만큼 바닥이 더 잘 느껴지고 노면 상태에 따라 균형을 잡기 위해 발가락 하나하나에도 더 많은 힘이 들어가게 됩니다. 걸을 때마다 발가락 관절도 더 많이 꺾이고 족저근막과 풋코어 근육도 더 많이 늘어나게 됩니다. 미니멀 슈즈를 신으면 맨발로 걸을 때와 유사하게 움직이기 때문에 인간 본연의 발걸음에 보다 가깝게 걷게 된다고 할 수 있습니다. 하지만 처음 미니멀 슈즈에 도전하는 거라면, 걷는 시간을 조금씩 늘려가며 신는 게 좋습니다. 익숙하지 않은 상태에서 미니멀 슈즈를 신고 걸으면 생각보다 많이 불편하고 금방 발에 통증을 느끼기도 합니다. 그동안 알게 모르게 발이 신발에 의존을 많이 했기 때문입니다.

무너진 풋코어를 의심하라 I
– 평발

평발이 아닌 분들, 잠깐 주목해볼까요? 제목만 보고서 '나는 평발이 아니니까 나랑은 상관없는 얘기네….' 하고 넘어가지 말고, 중요한 얘기니까 한번 읽어보세요. 평발이 아닌 사람도 평발이 될 수 있다는 얘기냐고요? 그렇습니다. 발이 아무리 인체공학적으로 잘 만들어진 걸작이라고 하더라도 평생 체중을 짊어지고 살다 보면 버티지 못하고 조금씩 무너질 수 있습니다. 세월을 버티지 못하고 붕괴되는 건축물이 있듯이, 발의 아치 구조도 완전히 무너지기도 합니다.

원래 인간은 태어날 땐 누구나 다 평발입니다. 2살 때는 약 97%의 정상 아동에서 평발 소견이 관찰됩니다. 그러다가 자라면서 뼈가 성장하고 근육이 튼튼해지면서 아치가 형성됩니다. 보통 초등학교 입학을 전후로 발에 아치가 생겨서 초등학교 3~4학년 때까지 자연적으로 아치가 발달하게 됩니다. 하지만 대략 전체 인구의 20% 내외는 평발로 남습니다.

평발이라고 해서 아치가 전혀 없는 침팬지처럼 발바닥이 완전히 납작한 것은 아닙니다. 물론 심한 평발은 그럴 수도 있지만, 대부분은 의학적으로 정의한 정상 범위보다 낮아서 평발로 분류됩니다. 아치가 낮으면 근육과 인대에 더 무리가 가서 발이 쉽게 피로할 수 있습니다. 하지만 젊었을 땐 발의 근육이 튼튼하기 때문에 충분히 커버가 가능합니다. "축구선수 박지성도 평발"이라는 얘기는 많이 들어봤을 겁니다. 심하지 않은 평발은 일상생활에 특별한 지장이 없고, 증상이 없다면 치료를 요하지도 않습니다.

한편 원래는 평발이 아니었는데 나이가 들면서 아치가 점점 낮아져서 평발이 되기도 합니다. 사실 발등이 높은 요족을 제외한 대부분의 경우는 나이가 들면서 아치가 조금씩 낮아지는 경향이 있습니다. 이러한 변화는 서서히 이루어지기도 하고, 눈에 띌 정도로 심하게 낮아지지 않아서 눈치채지 못했을 수도 있습니다. 하지만 젊었을 때에 비해서 발볼이 넓어진 것 같거나 발이 좀 커져서 전에 신던 신발 사이즈가 맞지 않는다면 아치가 낮아지고 있지 않은지 의심해볼 필요가 있습니다. 아치가 무너지다가 정상 범위를 벗어나게 되면 후천성 평발이 됩니다.

후천성 평발은 정도에 따라 다양한 증상이 나타납니다. 초기에는 발이 더 쉽게 피로하고 오래 걸을 때 좀 아픈 정도입니다. 하지만 아치가 무너지기 시작하면 안쪽의 인대나 힘줄이 늘어나면서 염증이 생기고, 그런 상태로 계속 짓이겨지다 보면 힘줄이 찢어지게 됩니다. 아치를 들어 올려주는 후경골건이라는 힘줄이 완전히 파열되면 한 발로 서서 뒤꿈치를 들어 올려 까치발로 서는 게 불가능해지고, 이때부터는 정상 보행이 어렵습니다.

정상적으로 발의 아치는 바깥쪽보다 안쪽이 더 높습니다. 그래서 발의 안쪽이 오목하게 들어가 있습니다. 이는 골격 자체가 안쪽 세로궁이 바깥쪽 세로궁보다 더 높게 만들어졌고, 또 아치를 당겨 올려주는 근육들이 주로 안쪽에 있기 때문입니다. 따라서 선천적인 경우든 후천적인 경우든, 아치가 무너지면 발이 안쪽으로 무너집니다. 발의 아치가 있는 중간 부분이 안쪽으로 무너지기 때문에 후족부와 전족부는 반대 방향인 바깥쪽으로 휘게 됩니다. 이 때문에 심한 팔자걸음을 하거나 물개 다리처럼 펴져서 몇 발자국 걷기가 힘들어지기도 합니다. 뒤꿈치가 휘면서 신

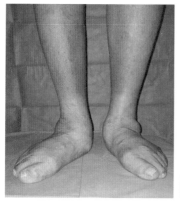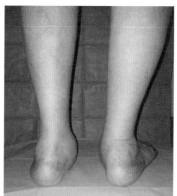

후천성 평발

발 바닥의 안쪽이 더 빨리 닳게 되고, 바깥쪽 복숭아뼈와 그 아래 구조물들이 부딪쳐 발목 바깥쪽의 통증도 생깁니다.

발의 아치가 무너지면 발바닥만 납작해지는 게 아니라 발목과 다리의 정렬이 틀어질 수도 있습니다. 뒤꿈치가 바깥쪽으로 휜 상태로 지속적으로 체중 부하를 받다 보면 무게중심이 발목 관절의 중심에서 바깥쪽으로 옮겨지게 되고, 관절이 삐뚤어지면서 연골이 닳아 관절염으로 진행됩니다. 전신을 지탱하고 있는 발이 무너지면 다리가 안쪽으로 쏠리면서 순차적으로 무릎과 고관절, 척추의 정렬에도 영향을 줄 수 있습니다.

이렇게 후천적으로 발의 아치가 무너지는 원인은 여러 가지가 있는데, 가장 기본적인 원인으로는 과체중을 들 수 있습니다. 발은 아치의 힘으로 체중을 떠받치고 있기 때문에 체중과는 떼려야 뗄 수 없는 관계에 있습니다. 어떤 구조물이든지 적정 하중이 있고 감당할 수 있는 한계를 초과하면 버티지 못하고 파괴되기 마련입니다. 그래서 과체중이나 비만이 많은 미국에서는 성인형 평발 또는 후천성 평발이 매우 흔합니다. 우리나라도 예전에 비해 평발 환자가 많이 늘고 있는데, 과체중 인구가 늘어나는 것과 무관하지 않습니다.

체질적으로 몸이 유연한 사람도 평발이 되기 쉽습니다. 몸이 유연한 것은 관절 주변 인대를 구성하는 콜라겐섬유가 잘 늘어나기 때문입니다. 인대가 잘 늘어나기 때문에 관절의 운동 범위가 일반적인 경우에 비해 더 크게 일어납니다. 보통 이런 경우는 전신이 다 비슷하기 때문에 전신성 인대 이완증(generalized ligamentous laxity) 또는 관절 과운동성 증후군(joint hypermobility syndrome)이라고 합니다. 발은 여러 개의 뼈와 관절로 이루어졌기 때문에 관절 마디마디가 짱짱하게 유지되지 못하면 느슨해져서 결국 아치가 낮아지게 됩니다.

근육 약화로도 평발이 될 수 있습니다. 아치를 유지하고 들어 올리는 힘은 근육에서 나오기 때문에 근육이 약해지면 아치가 서서히 내려앉게 됩니다. 앞에서 말했듯 발의 아치는 외재근과 내재근이 모두 관여합니다. 외재근 중 특히 후경골근은 종아리 뒤쪽에서 시작된 근육이 힘줄의 형태로 발의 아치 부분에 붙기 때문에 아치를 들어 올려주는 가장 중요한 근육입니다. 후경골근은 직접적으로 발의 아치를 당겨 올려주고, 한 발짝을 뗄 때마다 발을 들어 올리는 역할을 합니다. 이 힘줄에 무리가 와서 염증이 생기고 만성 건병증으로 진행되면 통증이 생기고 정상적인 기능을 하지 못합니다. 그래서 이를 후경골건 기능 부전(posterior tibialis tendon dysfunction)이라고 하는데, 최악의 경우에는 힘줄이 완전히 파열되어 발뒤꿈치를 바닥에서 아예 들어 올리지 못하게 됩니다. 후경골근 외에도 종아리에서부터 내려가서 발바닥을 통해 발가락 쪽에 붙어 있는 외재근들은 모두 간접적으로 아치 유지에 기여하고 있습니다.

발의 내재근인 풋코어 근육도 발의 아치 유지에 중요한 역할을 하고 있습니다. 풋코어 근육은 기본적으로 발의 구조적인 안정성에 기여하고 있기 때문에 발의 아치 구조를 짱짱하게 잡아주는 역할을 합니다. 근육 하나하나는 발가락을 벌리고, 모으고, 구부리고, 펴는 다양한 동작을 담당하지만 전체적으로는 발뒤꿈치와 앞꿈치 사이에 세로로 길게 배열되어 있어 수축 시 아치를 올려주는 효과가 있습니다. 실제로 발단축 운동을 통해 풋코어

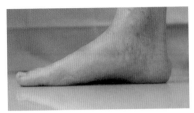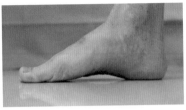

발단축 운동 - 내재근만 사용하여 앞꿈치를 뒤쪽으로 끌어당겨 발을 단축시키면 아치가 형성되는 걸 볼 수 있다.

근육을 수축시키면 발의 아치가 올라가는 걸 확인할 수 있습니다. 아치는 풋코어 근육에만 의존하는 건 아니기 때문에 풋코어가 약해졌다고 바로 아치가 무너지는 건 아닙니다. 하지만 풋코어가 약해지면 뼈, 인대, 힘줄, 족저근막 등 다른 구조에 무리가 가고 결국 후천성 평발로 이어질 가능성이 높아집니다.

따라서 지금 평발이 아니라고 해서 안심하면 안 됩니다. 근육은 특별히 운동하지 않으면 누구나 나이가 들면서 서서히 약해집니다. 누구든지 노화와 함께 아치가 낮아질 수 있습니다. 그렇다면 혹시 운동을 해서 근육을 키우면 평발이 좋아질 수 있을까요? 일부 단기적인 효과가 있다는 논문도 있지만 이미 무너진 아치를 근육 운동만으로 들어 올릴 수는 없습니다. 하지만 3장에서 소개하는 까치발 운동, 내번 운동 등을 포함한 외재근 강화 운동과 발단축 운동을 포함한 여러 가지 풋코어 강화 운동을 꾸준히 하면, 노화로 인해 아치가 낮아지는 것을 지연시키는 데 도움이 될 수 있습니다.

아치가 높은 사람은
풋코어가 약해도 될까?

평발과는 반대로 아치가 유난히 높은 분들이 있습니다. 아치가 정상보다 높은 경우를 '요족'이라고 하고, 우리말로는 발이 오목해서 '오목발'이라고 합니다. 평발은 눈에 잘 띄기도 하고 일반인들도 관심이 많지만, 요족은 본인도 모르고 있는 경우가 많습니다. 혹시 구두를 신었을 때 발등이 유난히 꽉 껴서 불편했다면, 아치가 높아서 그랬을 가능성이 있습니다.

평발은 아치가 낮아서 안 좋다던데, 그렇다면 요족은 아치가 높으니까 더 좋은 걸까요? 좋은 점도 있지만 안 좋은 점도 많습니다. 우선 좋은 점이라면 이런 분들이 보통 운동을 잘합니다. 달리기도 잘하고, 빨리 가속도를 낼 수 있으면서도 민첩하게 방향 전환도 잘하기 때문에 축구 같은 스포츠에서 유리합니다. 실제로 제가 진료했던 환자 중에 월드컵 무대에서 멋진 중거리슛으로 감동스러운 골을 선사했던 국가대표 선수가 있었는데, 그 선수도 아치가 높은 요족을 갖고 있었습니다. 왜 요족은 민첩성이 좋을까요?

아치가 정상인 경우 발이 땅에 닿을 때는 부드러워지면서 충격을 흡수하고, 박차고 나갈 때는 힘을 받을 수 있도록 다시 단단하게 조여지는 과정을 반복합니다. 그런데 아치가 높은 요족은 발의 중족부가 상대적으로 덜 유연하기 때문에 발이 항상 경직되어 있는 것과 같습니다. 그래서 뛸 때 발이 부드러워졌다가 다시 단단하게 조여지는 과정 없이 계속 단단한 상태로 뛰게 됩니다. 따라서 발이 더 빠르게 고정되어 가속과 방향 전환, 멈춤 등의 움직임에 더 민첩하게 반응할 수 있습니다.

또한, 요족은 종아리와 아킬레스건의 단축이 동반되어 발목이 충분히 위로 꺾이지 않는 경우가 많습니다. 원래는 걸을 때 발바닥이 땅에 닿은 후 정강이가 앞으로 충분히 넘어가면서 몸의 무게중심이 앞쪽으로 이동한 뒤에 뒤꿈치를 떼게 됩니다. 하지만 요족이면서 아킬레스건이 짧으면 발목이 90도 이상 잘 꺾이지 않기 때문에 정강이가 앞으로 충분히 넘어가기 전에 뒤꿈치를 뗄 수밖에 없습니다. 발목이 덜 꺾이는 만큼 시간이 단축되기 때문에 달리기에 유리합니다. 같은 원리로 무게중심이 뒤에 남아 있는 상태에서 뒤꿈치를 들어올리기 때문에 걷기만 해도 종아리 근육이 많이 발달하게 됩니다. 종아리 근육이 커지면 박차고 나가는 힘도 좋아지기 때문에 달리기에도 더 유리하고 점프력도 좋아집니다. 프로 선수이거나 운동을 잘하는 것이 중요한 분들에게는 요족의 이러한 특징이 장점으로 작용할 수 있습니다.

하지만 일반인들에게는 장점보다는 단점이 더 많습니다. 요족은 발의 내측 아치가 높아지기 때문에 발의 안쪽이 들리면서 발등은 바깥쪽으로, 뒤꿈치는 약간 안쪽으로 휘게 되는데 이러한 정렬 상태는 발의 안정성을 떨어트려서 삐끗하기 쉬운 골격 구조가 됩니다. 발을 자주 접질리는 분들이나 발목 인대 수술 후에도 발의 안정성이 낮은 분들 중에는 요족이 원인인 경우가 드물지 않습니다. 발의 골격 구조 자체가 불안정하면 약간의 차이로도 지속적인 문제를 일으킬 수 있습니다. 그래서 쉽게 감지하기 힘든 정도의 미묘한 요족도 '살짝궁 요족(subtle cavus)'이라는 진단을 내리기도 합니다.

또한 발바닥을 보면 요족은 아치가 높아진 만큼 허공에 뜬 부분이 많고 바닥에 닿는 부분은 줄어듭니다. 좁은 면적으로 바닥

118

을 딛기 때문에 바닥에 닿는 면은 더 힘이 듭니다. 즉, 요족은 뒤꿈치와 앞꿈치 그리고 발바닥의 바깥쪽으로만 딛기 때문에 뒤꿈치와 앞꿈치에 무리가 가고, 앞꿈치 바닥에 지나가는 지간신경의 손상으로 이어질 수 있습니다. 또한 발의 유연성이 떨어지고 종아리와 족저근막이 뻣뻣한 만큼 충격 흡수가 덜 되어 쿵쿵 걷게 되고, 그만큼 무리가 됩니다. 정리하자면 요족과 동반된 아킬레스건의 단축 및 이로 인한 발목 신전 제한은 아킬레스건염과 족저근막염을 유발하고, 앞꿈치 통증과 굳은 살, 지간신경종의 위험을 높입니다.

요족으로 인한 문제는 젊었을 때는 잘 느껴지지 않습니다. 하지만 나이가 들면서 발이 약해지기 시작하면 요족과 연관된 여러 질환들이 거의 동시다발적으로 나타납니다. 발바닥의 지방 패드가 위축되어 발의 쿠션이 줄어들면 뒤꿈치와 앞꿈치의 통증이 더 심해집니다. 게다가 풋코어 근육까지 위축되어 발이 앙상해지면 근육의 역할이 줄어든 만큼 족저근막과 발등 뼈에 가해지는 충격이 증가합니다. 뿐만 아니라 풋코어의 약화로 발가락이 휘고 구부러져 무지외반증, 갈퀴족지변형 등이 생기면 앞꿈치 중앙 부위에 압력이 증가합니다. 결국 여러 가지 이유가 복합적으로 작용하여 앞꿈치에 가해지는 힘은 커질 대로 커진 반면,

발바닥은 얇아질 대로 얇아져서 충격 흡수가 거의 안되는 상황이 됩니다. 앞꿈치가 아픈 어르신들 중에 이런 경우가 많은데 가장 치료가 어려운 경우 중 하나입니다.

태어나길 요족으로 태어나서 골격 구조가 그렇게 생긴 것은 어쩔 수 없습니다. 하지만 근육이 말라서 발이 앙상해지고 갈퀴족지변형 같은 질환이 생기는 것은 막을 수 있습니다. 따라서 아치가 높다고 해서 풋코어 근육이 약해도 되는 건 아닙니다. 오히려 나중에 발이 앙상해지거나 발가락이 구부러지지 않도록 풋코어 근육을 튼튼하게 유지해야 합니다.

김범수 교수의 Q&A 톡톡 ➕

아치가 높은 사람이 풋코어 근육을 강화시키면 요족이 더 심해지는 거 아닌가요?

요족은 이미 골격 구조 자체로 높은 아치를 형성하고 아치가 경직되어 있기 때문에 풋코어 운동을 한다고 해서 아치가 더 올라가지는 않습니다. 마찬가지 이유로 풋코어 근육이 약해지면 발은 아치가 높은 채로 마르고 앙상해지지, 근육이 약해진다고 해서 아치가 정상 범위로 낮아지는 것은 아닙니다.

무너진 풋코어를 의심하라 II
– 족저근막염

발 질환을 예방하고 치료하는 데 있어 풋코어 근육을 강화시키는 것은 매우 근본적이고 중요한 일입니다. 풋코어 약화가 만병의 근원이라고 하면 과장이겠지만, 실제로 아주 많은 발 질환이 풋코어 근육의 약화와 연관이 있습니다. 또 여러 가지 발 질환이 한 번 생기면 잘 낫지 않는 이유도 풋코어 약화에서 찾을 수 있습니다.

하지만 치료 과정에서 발 건강의 핵심인 풋코어의 중요성은 흔히 간과되고 있습니다. 보통 발 질환으로 병원에 가면 체외충격파나 물리치료, 도수치료, 주사 치료 등이 주를 이루고 풋코어에 대한 설명을 듣기는 어렵습니다. 병의 근본 원인 중 하나가

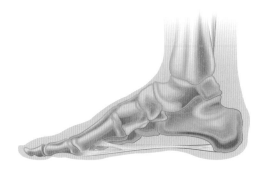

발바닥의 족저근막

풋코어 약화에 있다면 당연히 풋코어 근육을 강화시켜야 하는데, 약해진 근육은 그대로 두고 겉으로 드러난 문제만 해결하려고 하니 잘 낫지 않습니다.

대표적인 예가 족저근막염입니다. 아침에 일어나서 첫발을 내디딜 때, 또는 오래 앉아 있다가 갑자기 일어나서 몇 발자국 걷기 시작할 때 발바닥 통증을 느껴본 적이 있을까요? 그렇다면 족저근막염일 가능성이 높습니다. 발바닥에는 족저근막이라고 하는 넓은 힘줄 같은 섬유 조직이 있는데, 이 족저근막에 무리가 와서 미세하게 손상되고 염증이 생겨 아픈 것이 바로 족저근막염입니다.

족저근막염이 생기는 원인은 크게 3가지입니다. 첫 번째 원인은 과사용으로 인해 족저근막이 손상되는 경우입니다. 만 보 걷기, 2만 보 걷기를 하는 분들이 많은데 너무 많이 걷거나 운동을 지나치게 많이 하면 아무리 건강한 힘줄도 버티지 못하고 손상될 수 있습니다. 접었다 폈다 하는 폴더블 스마트폰도 보통 20만 번의 개폐 내구성 테스트를 하는데, 이는 하루에 100번씩 5년 동안 접었다가 펴도 이상이 없는 수준이라고 합니다. 최신 스마트폰도 20만 번을 버티면 훌륭하다고 본다는 얘기인데, 만 보 걷기를 두세 달만 해도 족저근막이 견뎌내야 하는 스트레스는 20만 번을 훌쩍 넘습니다. 발이 한 번 바닥을 딛을 때마다 체중에 의해 발의 아치는 내려가려고 하는데 이때 족저근막은 아치의 세로궁이 내려앉지 않도록 힘을 견뎌야 하고, 달릴 땐 체중의 4배 이상의 스트레스에 저항해야 합니다. 아무리 발이 인체공학적인 걸작이라고 해도 혹사시키다 보면 언젠가는 버티지 못하고 손상될 수밖에 없습니다.

　족저근막염을 일으키는 두 번째 원인은 스트레칭 운동 부족입니다. 뭐든지 부드러워야 오래가는 법이죠. 족저근막과 같은 섬유조직은 나이가 들면서 탄성이 떨어지고 뻣뻣해지는데, 뻣뻣해진 조직은 더 쉽게 손상됩니다. 따라서 중년 이후부터는 발바닥뿐만 아니라 우리 몸 어디든지 스트레칭을 열심히 해주는 것이 매우 중요합니다. 운동하기 전 스트레칭으로 몸을 풀어주는 것도 몸을 부드럽게 해서 부상을 방지하기 위함입니다. 족저근막염의 전형적인 증상은 주로 아침에 자고 일어나서 처음 몇 발자국을 내딛기 시작할 때, 또는 오랫동안 의자에 앉아 있다가 갑자기 일어나서 걷기 시작할 때 발뒤꿈치에 오는 통증입니다. 눕거나 앉아 있을 때는 발이 자연스럽게 오그라들게 되는데, 그런 상태에서 일어나서 바닥을 딛게 되면 족저근막이 갑자기 늘어나면서 미세하게 찢어지게 됩니다. 족저근막은 발뒤꿈치 뼈에 붙는 부분이 가장 약한 부위이기 때문에 뒤꿈치 통증이 흔한데, 발뒤꿈치에서 앞꿈치까지 이어지는 족저근막이 어디든 손상되면 통증을 유발합니다. 따라서 족저근막염이 있는 분들은 아침에 일어나서 첫발을 딛기 전에 준비운동을 하듯이 발바닥 스트레칭을 통해 발을 부드럽게 해주면 통증 완화에 좋습니다.

족저근막염을 일으키는 세 번째 원인은 바로 풋코어 근육의 약화입니다. 풋코어가 약화된다는 것은 근육섬유가 위축되고 전체적인 근육의 부피가 줄어드는 것을 의미합니다. 근육이 약해지면 원래 근육이 감당해야 할 일을 다하지 못하기 때문에 주변 조직에 무리가 갑니다. 풋코어 근육은 발바닥의 지방 패드와 함께 충격을 흡수하는 쿠션 역할을 하는데, 발의 중심에 상당히 두툼하게 자리하고 있어야 할 근육이 말라서 발이 앙상해지면 걸을 때 족저근막에 가해지는 충격은 당연히 커지게 됩니다. 또한 풋코어 근육은 족저근막과 함께 아치 구조를 지탱하는 역할을 하는데, 풋코어 근육의 힘이 약해지면 그만큼 족저근막에 가해지는 인장강도(당기는 힘)도 늘어납니다. 줄다리기를 하는데 같은 편에 있는 다른 사람이 힘을 빼면 나머지가 더 힘든 것과 같은 원리입니다. 그렇게 해서 스트레스가 누적되고 족저근막이 감당할 수 있는 수준을 넘어서게 되면 족저근막을 이루는 섬유 가닥에 미세한 파열과 염증이 생겨서 족저근막염이 발생하고 맙니다. 족저근막염으로 발바닥이 아프다면 풋코어가 괜찮은지 꼭 확인해봐야 합니다.

족저근막염이
잘 낫지 않는 이유

족저근막염은 의학적으로는 '저절로 낫는 병(self-limiting disease)'으로 되어 있습니다. 즉, 특별한 치료를 하지 않아도 시간이 지남에 따라 저절로 없어지는 병입니다. 우리 몸에는 자연치유 기전이 있기 때문에 어떠한 손상이 발생했을 때 염증반응을 통해 회복이 이루어집니다. 그런데 왜 많은 사람이 족저근막염 때문에 몇 년씩 고생을 하는 걸까요? 가만히만 있어도 낫는 병인데 왜 낫지 않는 걸까요?

그 이유는 새로운 손상이 계속해서 반복적으로 발생하고 있기 때문입니다. 족저근막에 미세한 손상이 발생하면, 그 손상은 수주에서 수개월에 걸쳐 치유됩니다. 문제는 애당초 병이 생겼던 근본 원인이 해결되지 않고 그대로 있으니 새로운 미세 손상이 계속해서 발생하는 겁니다. 풋코어 근육이 약해져 족저근막에 무리가 되고, 족저근막이 뻣뻣한 채로 계속 걷고 있으니 추가적인 손상과 염증이 반복됩니다. 그래서 족저근막염에 걸리면 잘 낫지 않는다고 느끼는 겁니다.

정리하자면 족저근막염은 저절로 낫는 병이지만, 아무것도 안 하고 가만히만 있으면 잘 낫지 않는 병입니다. 병이 나을 때까지 추가적인 손상이 발생하지 않도록 손상을 유발했던 근본 원인을 없애려는 노력이 필요합니다. 과사용이 원인이면 걷는 걸 줄이면 되고, 스트레칭 부족이 원인이면 스트레칭을 열심히 하면 되겠죠? 풋코어 약화가 원인이면 당연히 풋코어를 강화시켜야 합니다. 풋코어 강화 운동을 통해 발 근육을 튼튼하게 만들고 족저근막으로 가는 부담을 줄여줘야 족저근막이 반복적으로 손상되는 것을 예방할 수 있습니다. 풋코어 근육이 개선되지 않으면 스트레칭이나 체외충격파치료, 주사요법 등으로 일시적인 호전을 얻더라도 결국 족저근막염은 재발할 수밖에 없습니다. 실제로 스트레칭을 해도 잘 낫지 않았는데 풋코어 근육을 강화시키고 나서야 비로소 병이 나았다는 분들을 많이 만났습니다.

족저근막염은 병이 진행하는 일련의 과정에 맞춰 적절하게 대응해야 합니다. 처음 족저근막에 미세한 손상과 염증이 발생하면 날카롭게 찢어지는 듯한 통증이 발생합니다. 족저근막 섬유의 미세 파열과 출혈이 생기고, 손상에 대응하여 치유를 위한 염증 세포들이 모여들고 국소적으로 붓게 되면서 통증이 일어납니다. 이러한 급성기에는 휴식이 최고의 치료입니다. 가급적이면 걷는 것도 피해야 합니다. 한 발자국 딛을 때마다 족저근막은 체중에 의해 늘어나는 스트레스를 견뎌야 하는데, 손상이 발생한 상태에서 계속 바닥을 딛는 건 추가적인 손상을 야기합니다. 반깁스를 하고 목발을 사용하면서 아예 발을 딛지 않는 게 가장 좋지만, 그렇게까지 하기는 어렵다면 며칠만이라도 활동을 최대한 줄이고 휴식을 취하는 게 좋습니다. 통증이 심할 땐 소염진통제를 사용해서 염증과 통증을 완화시킬 수 있습니다.

급성기를 지나 날카롭게 찢어지는 듯한 통증이 줄어들고, 묵직한 통증이 있는 상태라면 족저근막염 발생의 근본 원인 해결과 재발 방지를 위해 조기 재활 운동을 시작해야 합니다. 이때부터 해야 하는 게 풋코어 강화 운동입니다. 자세한 운동 방법은 3장에서 소개하겠습니다. 풋코어 강화 운동은 파열된 족저근막에 무리가 되지 않을뿐더러 국소적인 혈액순환을 촉진시켜 치유에도 도움이 되므로 조기에 시작할수록 좋습니다.

또 재발 방지를 위해 반드시 필요한 운동이 스트레칭입니다. 족저근막염이 있는 상태에서 스트레칭을 하면 처음엔 많이 아플 수도 있습니다. 그래서 "스트레칭하면 아픈데 계속해도 되나요?"라고 물어보는 분들이 많습니다. 스트레칭은 통증 양상에 따라 주의하면서 시행해야 합니다. 만약 통증이 날카롭고 찢어지는 듯한 느낌이라면 스트레칭이 오히려 추가적인 손상을 유발할 수 있기 때문에 하지 않는 게 좋습니다. 그러나 참을 만한 정도의 묵직한 통증이라면 뻣뻣한 족저근막이 늘어나면서 발생하는 자연스러운 현상으로 꾸준히 스트레칭하다 보면 대부분은 통증이 조금씩 줄어듭니다. 스트레칭은 발바닥과 족저근막뿐만 아니라 종아리와 아킬레스건 스트레칭도 반드시 같이 해줘야 하는데, 자세한 방법은 3장에서 설명하겠습니다.

체외충격파치료는 언제, 어떻게 받는 게 좋을까요?

체외충격파치료는 스트레칭과 풋코어 강화 운동을 몇 주간 꾸준히 열심히 했는데도 잘 낫지 않는 상태일 때 도움이 될 수 있습니다. 건염이나 근막염이 오래도록 낫지 않고 만성화되면 치유를 위해 필요한 좋은 의미의 염증반응도 다 없어지기 때문에 점점 더 낫기가 어려워집니다. 그럴 때 체외충격파는 조직에 미세한 손상을 줘서 염증반응을 일으킵니다. 충격파로 발생된 조직의 손상을 치유하기 위해 세포들이 모여들고, 염증반응을 통해 낫는 과정에서 원래 있었던 족저근막염이 같이 치유됩니다. 쉽게 설명하면, 체외충격파는 나으려고 하는 치유 기전이 모두 꺼진 상태일 때 새로운 염증으로 치유기전의 시동을 켜는 역할이라고 할 수 있습니다. 기계에 따라 차이가 있지만 체외충격파치료는 보통 일주일 간격으로 4~5회 정도를 권장합니다. 하지만 잊지 말아야 할 것은 체외충격파만으로 족저근막염이 낫는 것은 아닙니다. 3장에서 소개하는 스트레칭과 풋코어 강화 운동을 반드시 병행해야 나을 수 있습니다.

무너진 풋코어를 의심하라 Ⅲ
- 지간신경종

앞꿈치가 저리거나 화끈거리는 증상으로 고통받는 분들이 많습니다. 가시밭길을 걷는 것 같다고 표현하기도 합니다. 때로는 내 살이 아닌 것처럼 감각이 먹먹하거나 밀가루 반죽이 붙어 있는 것 같은 느낌이 든다고도 합니다. 이런 증상에는 여러 가지 원인이 있지만, 발바닥에 있는 신경이 짓이겨지고 손상된 경우가 가장 흔합니다. 발가락 사이로 가는 지간신경이 만성적으로 눌려서 손상과 염증이 반복되어 퉁퉁 붓고 커지는 발 질환을 '지간신경종'이라고 합니다.

뒤꿈치 통증의 주범이 족저근막염이라면, 앞꿈치 통증의 주범은 지간신경종이라고 할 정도로 지간신경종은 흔한 족부 질환입니다. 그런데 저절로 좋아지는 족 저근막염과 달리 지간신경종은 안 타깝게도 한 번 생기면 잘 낫지 않 습니다. 볼 넓은 신발을 신고 약도 먹고 주사도 맞고 수술까지 해봐 도 소용이 없거나, 잠깐 좋아졌다 가도 증상이 재발하는 경우가 흔 합니다. 걸을 때마다 앞꿈치가 화

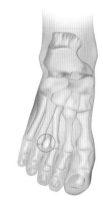

지간신경종

끈거리고 찌릿찌릿하니까 걷는 것 자체가 고통이고 삶의 질이 떨어질 수밖에 없습니다.

지간신경종이 잘 낫지 않는 이유는 병 자체가 여러 가지 원인 이 복합적으로 작용하여 생긴 결과물이기 때문입니다. 증상이 생겼을 때는 이미 신경이 많이 손상된 상태입니다. 따라서 지간 신경종을 유발하는 원인들을 잘 이해하고, 미리미리 예방하는 지혜가 필요합니다. 치료가 어려운 질환일수록 예방이 중요하다 는 걸 꼭 기억하기 바랍니다. 이미 지간신경종이 있는 분들도 여 기서 끝이 아니라 그대로 방치하면 몇 년 뒤에는 더 악화되는 게 불 보듯 뻔한 일이니 악화를 예방하기 위해서라도 지금부터 설 명하는 얘기를 잘 들어주길 바랍니다. 물론, 잘 관리하면 어느

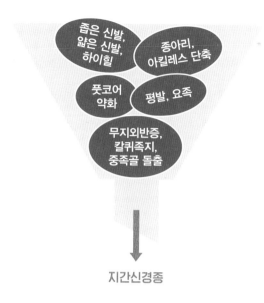

지간신경종

지간신경종은 여러 가지 원인이 복합적으로 작용하여 생긴 결과물이다.

정도 증상의 호전도 기대할 수 있으니, 힘들더라도 포기하지는 마세요.

원인부터 알아봅시다. 지간신경종의 원인으로 가장 먼저 꼽는 첫 번째 원인은 신발입니다. 특히 볼이 좁은 신발과 굽이 높은 신발이 안 좋습니다. 볼이 좁은 신발은 발을 구겨지게 합니다. 5개의 발등뼈(중족골)가 서로 모이면서 뼈 사이사이 공간이 좁아지게 되는데, 그 아래로 지나가는 게 지간신경입니다. 따라서 지간신경이 뼈 사이에 끼이고, 뼈 사이 인대에 눌려서 손상되게 됩니다.

뒷굽이 높은 신발도 아주 안 좋습니다. 뒷굽이 높아지면 체중은 점점 더 앞으로 쏠리게 됩니다. 굽이 높을수록 앞꿈치에 가해지는 압력은 더 증가합니다. 뒷굽의 높이가 2.5cm 높아지면 앞꿈치에 가해지는 압력이 22% 증가하고, 뒷굽이 5cm 높아지면 앞꿈치에 가해지는 압력이 57%, 7.5cm 높아지면 앞꿈치에 가해지는 압력이 76%나 증가하게 됩니다. 앞꿈치로 체중의 대부분을 지탱하고 걷는다고 생각해보세요. 그 아래로 지나가는 신경이 버티지 못하고 갈라지거나 찢어지는 것이 그리 이상한 일은 아닙니다.

바닥이 너무 얇은 신발을 신고 많이 걷는 것도 지간신경종을 유발할 수 있습니다. 신발 바닥이 얇거나 앞꿈치 부분이 낭창낭창해서 쉽게 꺾인다면, 걸을 때 발가락 관절을 보호하는 기능이 떨어집니다. 많이 걷지 않을 땐 크게 상관없지만, 이런 신발을 신고 오래 걷게 되면 발가락 관절이 과도하게 반복적으로 꺾이면서 그 아래로 지나가는 신경도 함께 늘어나게 됩니다.

지간신경종을 유발하는 두 번째 원인은 종아리와 아킬레스건의 단축입니다. 뒤에서 더 자세히 설명드릴 예정이지만 종아리와 아킬레스건이 짧거나 뻣뻣하면 발에 무리가 되어 여러 가지

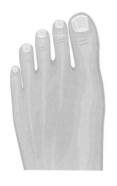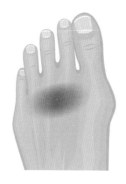

체중이 골고루 분산된 정상 발(좌), 무지외반증으로 엄지의 역할이 줄고 2, 3, 4번째로 하중이 증가한 발(우)

발 질환을 일으킬 수 있는데, 그중 하나가 지간신경종입니다. 종아리와 아킬레스건이 부드럽고 유연해야 걸을 때 발목 관절이 부드럽게 꺾이면서 편안한 보행이 가능합니다. 만약 종아리가 뻣뻣해서 늘어나지 않으면 발목 관절이 충분히 꺾이지 않기 때문에 걸을 때 앞꿈치에 가해지는 압력이 증가합니다. 앞꿈치가 짓이겨지는 힘이 커질수록 앞꿈치 바닥에 있는 신경이 손상될 가능성이 높아지는 건 당연한 결과입니다. 종아리와 아킬레스건이 짧은 건 선천적일 수도 있지만 스트레칭 부족이 원인인 경우도 매우 흔합니다. 여성의 경우는 하이힐을 많이 신는 것도 종아리와 아킬레스건의 단축을 야기할 수 있습니다.

지간신경종을 유발하는 세 번째 원인은 풋코어 근육의 약화

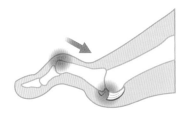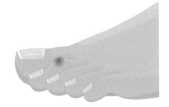

발가락이 갈퀴처럼 구부러지면 앞꿈치 뼈는 바닥 쪽으로 더 눌러서 굳은살과 통증이 생긴다.

입니다. 풋코어가 약해지면 발에 여러 가지 구조적 변형이 생깁니다. 아치가 낮아지고 볼이 넓어질 수 있는데, 볼이 넓어지면서 무지외반증이 생기면 엄지가 제 역할을 충분히 하지 못하고 나머지 발가락으로 하중이 더 쏠리게 됩니다. 또한 횡아치가 무너지면 2, 3, 4번째 발등뼈의 머리(중족골두)가 정상에 비해 더 내려앉고, 통증과 신경 손상을 악화시킵니다. 뿐만 아니라 풋코어 근육 중 벌레근과 뼈사이근이 약해지면 발가락을 곧게 펴는 힘이 떨어져서 발가락이 갈퀴처럼 구부러지는데, 단순히 구부러지는 것에 그치는 게 아니라 구부러진 발가락은 발등뼈 머리 위에 올라타게 됩니다. 발등뼈 머리 위에 올라탄 발가락은 밑에 깔린 뼈를 내리누르게 되고 발바닥 통증과 굳은살, 지간신경종으로 이어지기 쉽습니다. 이러한 구조적 변형 외에도 풋코어 근육이 약해지면 발은 더 앙상해지는데, 그러면 앞꿈치와 뒤꿈치에 가해지는 압력이 증가하기 때문에 지간신경종 증상도 더 악화됩니다.

지금까지 설명한 지간신경종의 다양한 원인들을 충분히 이해했다면 지간신경종의 예방과 치료를 위해서 어떻게 해야 하는지 쉽게 답이 나옵니다. 좁고 굽이 높은 신발은 최대한 피하고, 볼이 넓고 뒷굽이 높지 않은 신발을 신어야 합니다. 종아리와 아킬레스건 스트레칭을 꾸준히 해서 종아리를 유연하고 부드럽게 해주는 것은 필수입니다. 뿐만 아니라, 풋코어 근육을 튼튼하게 해서 횡아치가 낮아지거나 갈퀴족지변형이 생기지 않도록 하는 것도 중요합니다.

김범수 교수의 Q&A 톡톡 ➕

지간신경종과 감별해야 할 질환은 뭐가 있나요?

지간신경종은 특히 3번째와 4번째 발가락 사이, 또는 2번째와 3번째 발가락 사이에 잘 생기고 이 부위를 누르면서 발볼을 좁혔을 때 증상이 악화되는 특징이 있습니다.

하지만 앞꿈치가 찌릿찌릿 저리고 화끈거리는 증상은 지간신경종뿐만 아니라 감각신경에 문제가 생길 때 공통적으로 나타나는 증상입니다. 따라서 당뇨병성 신경병증이나 말초 동맥이 좁아져서 생기는 혈류 감소로 인한 신경 손상 등이 흔히 감별해야 할 질환입니다. 그 외에도 알코올성 말초신경염, 중금속(납, 수은 등)이나 약물(일부 항암제, 항결핵제 등)에 의한 신경 손상, 바이러스 감염에 의한 말초신경염, 류머티즘이나 루푸스 등 자가면역질환에 의한 신경 손상, 영양소(비타민B12, 비타민B6, 비타민E 등) 결핍으로 인한 신경 기능 장애 등도 감별을 요합니다. 허리나 발목 터널이라고 하는 부위에서 신경이 눌리는 경우에도 발바닥이 저릴 수 있으니 앞꿈치가 저리다고 해서 병원도 가지 않고 지간신경종이라고 속단하는 것은 금물입니다.

무너진 풋코어를 의심하라 IV
- 무지외반증

엄지발가락 관절이 튀어나오고 발가락이 바깥쪽으로 휘는 병, 무지외반증. 발 질환 중 가장 많이 수술을 받는 병입니다. 한 번 생기면 시간이 갈수록 점점 심해져서 발가락이 서로 겹쳐지기도 하고 굳은살과 통증으로 고생하다가 결국 수술에 이르게 됩니다. 더 심해지기 전에 미리 수술을 받는 분들도 많습니다. 하지만 수술한다고 다 해결되는 건 아닙니다. 재발할 수도 있기 때문입니다. 따라서 무지외반증 수술을 최대한 미루고 싶거나 수술 후 재발을 방지하고 싶은 분들은 지금부터 설명하는 내용을 잘 읽어보세요.

무지외반증은 왜 생길까요? 무지외반증은 좁은 신발을 신어

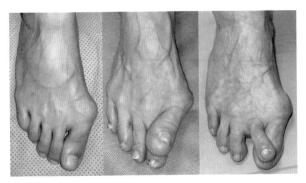

다양한 모습의 무지외반증

서 생기는 병으로 많이들 알고 있습니다. 맞습니다. 좁은 신발이 무지외반증의 가장 중요한 원인입니다. 실제로 신발을 신지 않는 원시 부족이나 사시사철 조리 샌들을 신고 사는 문화권에서는 무지외반증을 거의 찾아보기 힘듭니다. 하이힐처럼 앞이 뾰족하고 뒷굽이 높은 신발이 가장 안 좋지만, 하이힐만 그런 건 아니고 대부분의 신발이 모양을 좋게 하기 위해 신발의 앞부분이 실제 발보다 좁게 나옵니다. 발보다 작고 좁은 신발에 발을 억지로 끼워 넣고 지내다 보면 신발 모양에 따라 발이 변형되는 건 당연한 일입니다. 중국에서는 발이 작은 여자를 미인으로 여겨 발이 자라지 못하도록 어려서부터 발을 칭칭 감는 전족 문화가 있었습니다. 작고 기괴한 발 모양 때문에 평생 제대로 걷지도 못하는 모습을 보면 왜 저렇게까지 했는지 도저히 이해가 되지 않습니다. 어찌 보면 오늘날 예쁜 신발 때문에 발 모양의 변형이 생기는 것도 비슷합니다.

하지만 신발 탓만 해서는 안 됩니다. 신발 외에도 무지외반증을 유발하는 다양한 원인들이 있는데, 그중 하나가 바로 풋코어 근육의 약화입니다. 앞에서 풋코어 근육의 중요한 역할 중 하나가 발의 구조적인 안정성에 기여하는 일이라고 했던 거 기억하죠? 풋코어가 튼튼하면 발이 짱짱하고 건강하지만 풋코어가 약해지면 발의 아치도 낮아지고 발에 여러 가지 변형이 온다고 했습니다. 발의 종아치(세로 아치)가 무너지면 평발이 되는 거고, 횡아치(가로 아치)가 낮아지면 발볼이 넓어지면서 무지외반증으로 이어질 수 있습니다. 실제로 무지외반증이 있는 분들에게 발가락 운동을 시켜보면 발가락을 마음대로 움직이지 못하는 분들이 많은데, 풋코어 근육이 제대로 작동하지 못하기 때문입니다. 따라서 무지외반증이 있다면, 풋코어 근육들이 약해진 건 아닌지 꼭 확인해봐야 합니다. 풋코어의 기능이 근본적으로 약해진 상태라면 무지외반증 수술을 하더라도 재발될 수 있습니다.

종아리와 아킬레스건의 단축도 무지외반증의 중요한 원인으로 작용합니다. 종아리의 아킬레스건과 엄지발가락에 생기는 무지외반증이 무슨 연관이 있을지 얼핏 생각해보면 이해가 되

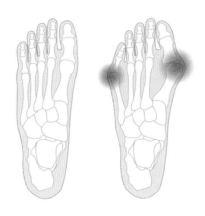

정상 발과 발볼이 넓어지면서 생긴 무지외반증 및 소건막류

지 않겠지만, 무지외반증이 있는 분들은 아킬레스건이 단축되어 있지 않은지 꼭 확인해봐야 합니다. 종아리와 아킬레스건의 단축이 있으면 발목이 발등쪽으로 충분히 부드럽게 젖혀지지 않기 때문에 보행 시 앞꿈치에 가해지는 압력이 증가하는데, 이는 발볼이 퍼지는 힘으로 작용합니다. 발볼이 넓어지면서 발가락은 반대 방향으로 휘는 게 무지외반증입니다. 무지외반증을 다른 말로 건막류(bunion)라고도 하는데요, 비슷한 이유로 새끼발가락 관절이 튀어나오고 아픈 경우는 '소건막류(bunionette)'라고 부릅니다.

무지외반증도 유전일까요? '무지외반증 유전자'로 밝혀진 건 없기 때문에 정확히 유전병으로 부르진 않지만, 가족력이 있는 것은 분명합니다. 할머니와 엄마, 딸이 모두 무지외반증이 있거나 형제, 자매들이 다 그런 경우도 흔합니다. 체질적으로나 어떤 신체 조건에 따라 발 모양을 변형시키는 요소들이 있는데, 가족 간에 이런 특성을 공유하는 영향으로 생각됩니다. 예를 들어, 전신인대이완증으로 몸이 유연한 경우에 관절 마디마디가 잘 늘어나고 그래서 생기는 변형 중 하나가 무지외반증인데, 이러한 체질적 특성은 유전이 되기도 합니다.

무지외반증이
점점 심해지는 이유

무지외반증은 왜 한 번 생기면 점점 심해질까요? 기본적으로 좁은 신발, 뒷굽이 높은 신발, 종아리와 아킬레스건의 단축, 전신인대이완증 등 무지외반증의 발생 원인이 모두 변형의 지속적인 악화 요인으로 작용하기 때문입니다. 따라서 이런 원인들을 없애려는 노력이 필요합니다. 하지만 이뿐만 아니라, 풋코어 약화 및 작용 방향 변화로 인한 악화도 중요합니다.

풋코어 근육의 약화는 무지외반증 진행과 깊은 관련이 있습니다. 탑이 한쪽으로 기울어지려고 할 때 이를 막으려면 어떻게 해야 할까요? 반대쪽에서 동일한 힘으로 당겨주면 되겠죠? 양쪽에서 당기는 힘의 균형이 맞으면 한쪽으로 치우치지 않고 반듯하게 유지됩니다. 마치 달리는 말의 고삐 양쪽을 균등한 힘으로 잡고 있으면 말이 똑바로 달리지만, 한쪽 고삐를 놓아버리면 반대쪽으로 방향을 트는 것과 같은 원리입니다. 엄지발가락이 바깥쪽으로 휘는 것을 막으려면 안쪽으로 당겨주는 힘이 필요합니다. 이때 엄지발가락을 안쪽으로 당겨주는 근육이 엄지벌림근 (abductor hallucis)입니다. 엄지벌림근은 풋코어 근육 중 가장 큰 근육인데, 엄지를 안쪽으로 벌려주는 동작은 유일하게 이 근육에 의해서만 가능합니다. 따라서 엄지벌림근이 약하거나 퇴화되면, 무지외반증 변형에 저항하는 힘이 없어지기 때문에 발가락이 마음 놓고 바깥쪽으로 휘게 됩니다.

풋코어 근육의 약화는 엄지뿐만 아니라 나머지 4개의 발가락도 휘거나 구부러지게 합니다. 새끼발가락을 벌리려면 새끼벌림근(abductor digiti minimi)의 힘이 필요한데, 이 근육이 약해지면 새끼발가락을 벌리지 못하고 발가락은 안쪽으로 휘게 됩니다. 엄지를 제외한 나머지 4개의 발가락이 갈퀴처럼 구부러지는 변형도 마찬가지입니다. 원래는 손을 사용하지 않고 발가락의 힘만으로 마디마디를 곧게 쫙 펼 수 있어야 합니다. 하지만 발가락 마디를 곧게 펴주는 벌레근과 뼈사이근이 약해지면 발가락이 꼬부라지는 힘에 저항하지 못합니다.

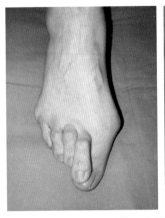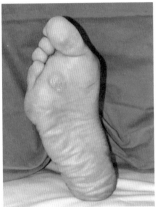

갈퀴족지변형과 이로 인한 굳은살

엄지벌림근, 새끼벌림근, 벌레근과 뼈사이근은 각각 무지외반증, 소건막류, 갈퀴족지변형을 막아주는 길항근의 역할을 하는데, 이런 근육이 퇴화되거나 약해지면 힘의 균형이 깨지기 때문에 변형이 생기고 점차 악화됩니다.

풋코어 근육은 단순히 약해지기만 하는 게 아니라, 어느 순간 완전히 배신을 해버립니다. 발의 변형이 점차 심해지다 보면, 변형을 막아줘야 할 풋코어 근육들이 오히려 변형을 악화시키는 힘으로 돌변합니다. 아군이 적군으로 바뀌는 거죠. 무슨 얘기냐면, 변형에 의해 근육이 작용하는 힘의 방향이 바뀌어서 원래 기능이 아닌 다른 힘으로 작용한다는 뜻입니다. 예를 들어, 엄지발

146

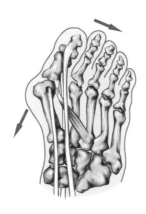

무지외반증으로 정렬이 비뚤어진 상태에서는 장무지굴건과 장무지신전건이 중족골을 더 밀어내는 방향으로 작용해서 변형이 악화된다.

가락을 구부리는 힘줄(장무지굴건)과 펴는 힘줄(장무지신전건)은 엄지발가락의 정렬 상태가 반듯할 때는 발가락을 펴고 구부리기만 하지만, 무지외반증 변형으로 정렬이 삐뚤어진 상태에서는 발가락을 구부리고 펼 때마다 발등뼈(중족골)를 더욱더 밀어내는 방향으로 작용해서 변형이 악화됩니다. 휘어진 나무 꼭대기에 밧줄을 매달고 잡아당기면, 당길수록 나무가 더 꺾이는 것과 비슷합니다.

무지외반증이 심한 분들은 엄지와 검지 사이를 벌리지 못합니다. 엄지를 벌리려고 아무리 애를 써도 능동적으로는 절대 벌어지지 않습니다. 엄지벌림근은 정상적으로는 엄지를 벌려주는 역할을 하지만 변형에 의해 근육의 작용 방향이 바뀌면 힘을 쓸수록 엄지를 벌리는 게 아니라 반대로 무지외반증이 심해지는 방향으로 작용하기 때문입니다.

김범수 교수의 Q&A 톡톡 ✚

무지외반증의 진행을 막거나 늦출 수 있는 방법은 없나요?

무지외반증은 한 번 생기면 시간이 갈수록 점점 더 심해집니다. 만약 무지외반증이 있는데 당장 수술할 정도로 불편한 게 아니라면, 그냥 방치해두는 것보다는 더 나빠지지 않도록 최대한 노력을 기울이는 게 좋습니다.

변형을 악화시키는 하이힐이나 볼이 좁은 신발은 피하고, 가급적 충분히 볼이 넓은 신발 위주로 신으세요. 3장에서 소개하는 발가락 스트레칭과 풋코어 근육 강화 운동은 틈나는 대로 많이 해주는 게 좋습니다. 종아리와 아킬레스건 스트레칭도 빼먹으면 안 됩니다.

수술 후 재발한 무지외반증은 어떻게 해야 할까요?

수술을 하더라도, 수술로 끝이 아닙니다. 성형수술은 예뻐지면 그만이지만, 무지외반증은 수술해서 발이 예뻐졌다고 방심하면 안 됩니다. 근본 원인을 해결하지 않으면 언젠가는 또 재발할 수 있기 때문입니다. 수술 후 재발 방지를 위해서 반드시 풋코어 근육을 강화시키고 스트레칭을 꾸준히 해줘야 합니다.

시중에 파는 무지외반증 보조기나 발가락 교정기는 도움이 될까요?

무지외반증을 위한 보조 도구로 발가락 스트레칭 밴드나 엄지발가락을 반듯하게 편 상태로 묶어두는 보조기, 발가락 사이에 끼우는 실리콘 등 다양한 제품이 있습니다. 통증 완화 및 스트레칭 효과와 진행의 악화 예방 효과는 기대할 수 있습니다. 안 하는 것보다는 낫기 때문에 본인한테 맞는 제품을 골라서 사용하길 권합니다. 하지만 이런 보조 도구로 무지외반증이 완전히 교정되는 것은 아닙니다. 일시적으로 변형이 개선된 것처럼 보일 수는 있지만 근본적인 교정을 위해서는 수술이 필요합니다.

수술은 언제 하는 게 좋을까요?

무지외반증이 있다고 다 수술하는 건 아니고, 통증을 기준으로 결정하는 것이 바람직합니다. 변형이 심해도 통증 없이 잘 지낸다면 수술이 반드시 필요한 것은 아닙니다. 물론 미용 목적으로 수술을 선택할 수도 있지만 크게 상관없다면 그냥 지내도 됩니다. 뼈가 돌출된 부위에 통증이 느껴진다면, 우선은 아픈 부위가 많이 자극되지 않도록 볼 넓은 신발을 신고 보존 치료를 해보세요. 그럼에도 통증이 지속된다면 수술을 고려해야 합니다.

수술로 변형을 잘 교정하면 모양이 예뻐지기도 하지만 어긋났던 발가락 관절이 정상화되어 기능도 좋아지고 관절염을 예방하는 효과도 기대할 수 있습니다. 수술이 무서워서 끝까지 버티다가 완전히 망가진 상태로 오는 분들이 많은데, 너무 늦으면 수술을 하더라도 소 잃고 외양간 고치는 격이 될 수도 있기 때문에 버티는 게 능사는 아닙니다. 수술이 필요한 상황이라면 이왕이면 조금이라도 덜 심할 때, 그리고 조금이라도 뼈가 더 튼튼할 때 하는 게 좋습니다.

어떤 수술 방법이 제일 좋은가요?

수술은 기본적으로 틀어진 뼈를 절골하여 반듯한 위치로 교정한 후, 그 상태로 뼈를 다시 붙이는 방식으로 이루어집니다. 절골 위치와 방법, 피부 절개 정도에 따라 다양한 수술법이 있는데, 방법마다 장단점이 다르기 때문에 특정 수술법이 절대적으로 우월하다고 할 수는 없습니다. 따라서 의사의 경험과 환자의 상태에 따라 가장 적합한 방법으로 결정하는 것이 바람직합니다.

무너진 풋코어를 의심하라 V
– 발목 염좌 및 만성 불안정성

발목을 삐는 것을 발목 염좌(捻挫)라고 합니다. 한자로 비틀 염(捻), 꺾을 좌(挫)인데 관절이 비틀리거나 꺾여서 다친다는 뜻입니다. 비슷한 의미로 발목을 "접질리다"라는 표현을 자주 쓰는데, 지나치게 접혀서 삔 지경에 이르는 걸 말합니다. '삐다'는 '접질리거나 뒤틀려서 뼈마디가 어긋나는 것'으로 정의되는데, 조금씩 차이는 있지만 모두 발목을 삐끗했을 때 사용할 수 있는 표현들입니다.

발목을 삐끗하는 건 누구나 경험할 수 있는 가장 흔한 외상 중하나입니다. 울퉁불퉁한 곳이나 계단 등에서 주의하지 않고 걷다가 발목을 삐는 경우도 많고, 하이힐 같은 불안정한 신발 때문에 균형을 잃고 발을 접질리는 경우도 많습니다. 물론, 축구나 농구 같은 격렬한 운동은 말할 것도 없습니다. 그런데 대부분은 발목을 삐어도 괜찮겠지 하고 대수롭지 않게 여깁니다. 하지만 발목을 자주 접질리면 생각보다 심각한 문제들이 생길 수 있습니다. 어디 한번 알아볼까요?

발목을 삐었을 때 발생하는 문제 중 가장 흔한 건 발목 인대 파열입니다. 발목 인대는 생각보다 그리 튼튼하지 않습니다. 얇은 섬유조직이라서 쉽게 다칠 수 있는데 인대가 살짝 늘어나기도 하고 부분적으로 찢어지거나, 심한 경우에는 완전히 파열되기도 합니다. 인대가 끊어져서 제대로 붙지 않으면 그 기능을 잃게 되어 관절이 불안정해집니다. 습관적으로 발목을 쉽게 삐끗하게 되는 경우를 '발목의 만성 불안정성(chronic ankle instability)'이라고 합니다. 불안정성이 생기면 관절이 덜렁덜렁거립니다. 이빨이 흔들거리면 잇몸이 붓고 아프듯이, 관절도 자꾸 흔들리다 보면 관절에 활액막염(synovitis)이라고 하는 염증이 생겨서 관절이 붓고 쑤시는 통증에 시달리게 됩니다. 인대뿐만 아니라 관절 안의 연골도 다칠 수 있습니다. 관절이 어긋나면서 위아래 연골끼리 서로 부딪치니까 연골이 까지거나 상할 수 있겠죠? 심한 경우에는 연골뿐만 아니라 연골 아래 뼈도 손상됩니다. 불안정성으로 관절 손상이 계속 일어나다 보면 발목이 점점 휘면서 관절염까지 올 수 있습니다. 발목 염좌는 이렇게 연쇄적으로 여러 가지 질환으로 이어지기 때문에 처음부터 잘 나을 수 있도록 관리가 필요하고, 습관적으로 발목을 삐지 않도록 예방하는 게 중요합니다.

왜 발목은 접질리기 쉬운 걸까요? 몇 가지 이유가 있습니다. 무릎이나 고관절에 비해 발목은 관절이 작고 인대도 더 약합니다. 그런데 가장 밑에 있기 때문에 더 많은 무게를 지탱합니다. 뿐만 아니라 발은 바닥과 가까운 만큼 노면 상태나 경사의 영향을 많이 받아서 더 쉽게 다칠 위험에 노출됩니다. 당연한 얘기지만 불안정한 신발의 영향도 큽니다.

그런데 가장 중요하지만 흔히 간과되는 원인이 따로 있습니다. 바로 근력과 반사신경입니다. 우리 몸은 삐끗하려는 순간 이를 감지하고 반사적으로 필요한 근육에 신호를 보내서 버티게 해줍니다. 따라서 반사신경에 문제가 있거나 근육에 힘이 약하면 버티지 못하고 쉽게 접질리거나 넘어지게 됩니다. 발목을 접질리지 않으려면 2가지 힘이 중요한데 하나는 발목의 힘이고, 다른 하나는 발바닥의 힘 바로 접지력입니다. 이 2가지 힘은 가장 낮은 곳에서 우리 몸을 흔들리지 않게 잡아주는 역할을 합니다. 발목의 힘은 종아리 근육으로부터 나오고, 발바닥의 힘은 종아리 근육과 함께 풋코어 근육에서 나옵니다. 발의 안정성에 관여하는 근육의 힘이 좋으면, 설령 인대가 늘어나거나 파열되어서 제 기능을 하지 못하더라도 근육의 힘으로 버틸 수 있습니다. 실제로 축구선수들은 발목을 삐끗하기 쉽지만 근육의 힘으로 견디는 경우가 많습니다. 하지만 일반인의 경우, 발목과 발바닥 힘을 기르는 운동을 별도로 해주지 않으면 나이가 들면서 점점 힘이 약해지기 때문에 발목 염좌에 더 취약해집니다. 따라서 발목을 자주 접질리거나 삐끗할 것 같은 느낌이 든다면 종아리와 풋코어 근육이 약해지지 않았는지 확인해볼 필요가 있습니다.

김범수 교수의 Q&A 톡톡 ➕

몸이 유연한 편인데 발목을 자주 삐는 것과 연관이 있나요?

몸이 유연한 분들 중에서 체질적으로 인대가 잘 늘어나는 분들이 있습니다. 인대를 구성하는 콜라겐섬유가 과도하게 늘어나기 때문인데, 그렇게 되면 몸의 여러 관절이 필요 이상으로 많이 꺾이거나 벌어지게 됩니다. 팔을 쫙 폈을 때 팔꿈치 관절이 180도보다 많이 펴지거나, 선 자세로 허리를 굽혔을 때 바닥에 손바닥이 닿을 정도라면 그런 경우일 가능성이 높습니다. 이런 분들은 여러 관절이 느슨하기 때문에 평발, 무지외반증 같은 변형이 잘 생기고, 관절이 불안정하기 때문에 쉽게 삐거나 나이가 들면서 여러 관절 질환으로 고생하기 쉽습니다. 체질적으로 그런 것은 어쩔 수 없지만 그럴수록 근육의 역할이 더 중요합니다.

발목을 삐었을 때 어떻게 대처해야 할까요?

우선 초기 대응을 잘하는 게 무엇보다 중요합니다. 인대가 완전히 끊어져도, 끊어진 인대가 잘 모여 있으면 자연적으로 붙을 수 있지만, 괜찮겠지 하는 생각으로 인대가 끊어진 채로 관절을 막 쓰다 보면 늘어난 채로 붙거나 아예 붙지 않을 수도 있기 때문입니다.

지금 막 다쳤다면, 일단 운동을 멈추고 상태를 잘 살펴봐야 합니다. 심하게 삐어서 붓고 멍이 들어 아파서 딛을 수도 없는 정도라면 인대는 파열되었을 가능성이 높고, 골절이 동반되었을 수도 있습니다. 이때 응급처치로 다친 부위를 높이 올려놓고, 움직이지 않도록 잘 고정하는 게 중요합니다. 다친 발은 금방 붓게 되는데, 그런 상황에서 다리를 아래로 내려놓고 있으면 더 많이 붓게 됩니다. 액체는 중력에 의해 높은 곳에서 낮은 곳으로 흐르기 때문에 발을 심장보다 높게 올려놓는 것이 부기를 완화시키는 데 도움이 됩니다.

다친 발목을 90도 자세로 유지하고 압박붕대로 감아줍니다. 그냥 두면 발목이 움직이면서 추가 손상이 발생할 수 있기 때문에 파열된 인대가 벌어지지 않고 그 끝이 잘 모여 있을 수 있도록 자세를 잡아주는 겁니다. 심하게 붓는 것을 예방하기 위한 목적도 있습니다. 붕대를 감을 때는 발목을 반드시 90도 자세로 감아야 합니다. 그렇지 않고 축 처진 상태로 붕대를 감으면 인대가 늘어난 상태로 고정시키는 거나 다름없어서 좋지 않습니다. 또 하나 팁을 드리면 붕대를 감을 때는 발목만 감으면 안 되고, 발등부터 시작해서 발목까지 감아야 합니다. 아픈 데가 발목이라고 발목만 감으면 혈액순환이 잘 안돼서 발등이 퉁퉁 붓게 됩니다.

다쳤을 때 냉찜질은 어떻게 하는 게 좋나요?

다친 직후 통증이 심할 땐 얼음이나 아이스팩 같은 것을 잠깐씩 대주면 통증 완화에 도움이 됩니다. 냉찜질은 통증을 느끼는 신경섬유의 활동을 느리게 해서 통증 정도를 줄여주는 효과가 있습니다. 냉찜질은 한 번에 10분 이내로 하고, 피부 온도가 돌아올 때까지 20분 정도 떼었다가 다시 하는데, 총 2~3회 정도 하는 것이 적당합니다. 냉찜질을 며칠이 지나도록 하는 분들도 있는데, 다치고 6시간 이상 경과된 후에는 냉찜질을 하는 것을 권장하지 않습니다.

접질리면 무조건 병원에 가야 할까요?

접질린 후 2~3일 지나면서 부기가 줄어들고 통증이 점점 나아진다면, 단순한 염좌이거나 부분 파열 정도일 가능성이 높습니다. 하지만 멍과 부기가 심하고 며칠이 지나도 상당한 통증이 지속된다면 부분 파열이 아니라 인대가 완전히 파열됐을 가능성이 충분히 있습니다. 인대 파열의 경우는 병원에 가서서 반깁스 또는 반깁스 형태의 보조기를 해야 합니다.

재활운동은 언제부터 하는 게 좋나요?

90도로 고정하는 반깁스는 일주일에서 10일 정도만 하고, 어느 정도 통증과 부기가 감소하면 위아래로는 움직임을 허용하면서 삐끗하지 않도록 양옆을 지지해주는 보조기로 바꿔주는 게 좋습니다. 고정을 너무 오래 하면 관절이 다 굳어버리고 근육도 많이 빠져서 회복이 굉장히 느려집니다. 따라서 아직 다 낫지는 않았지만, 열흘 정도가 지나면, 운동할 수 있는 보조기로 바꾸고 이때부터 조기 재활 운동을 시작하는 것이 좋습니다. 재활 운동 방법은 3장(211~232쪽)을 참조해주세요.

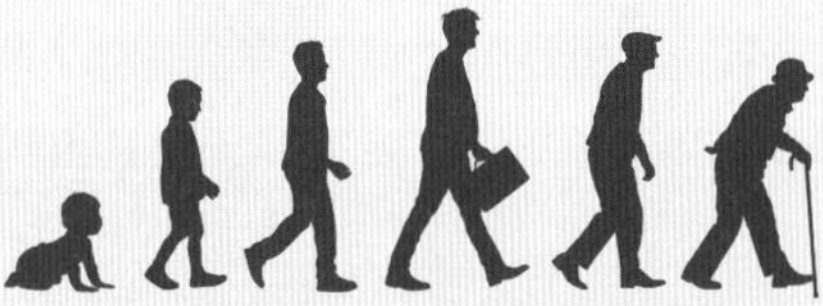

3장

100년을 걷게 해주는
발 건강
관리 비법

뻣뻣하면 찢어지고
부드러우면 오래간다

소중한 발을 건강하게 오래 쓰는 비결은 부드러움에 있습니다. 강하면 부러지고 뻣뻣하면 찢어지지만, 부드러우면 오래가는 법입니다. 우리 몸도 마찬가지입니다. 아이들은 근육과 힘줄이 부드럽고 유연해서 하루 종일 뛰어놀아도 마치 고무줄처럼 근육이 잘 찢어지지 않습니다. 하지만 나이가 들면서 근육과 근막, 인대와 힘줄은 조금씩 탄성이 줄고 뻣뻣해집니다. 평소 스트레칭과 관절 운동을 꾸준히 해주지 않으면 관절 운동 범위도 줄어듭니다. 당뇨나 류머티즘 같은 질환이 있으면 강직이 더 심해집니다.

뻣뻣해진 조직은 마치 탄성이 없는 종이 같아서 갑자기 세게 당기거나 반복적으로 잡아당기면 섬유 가닥이 파열되거나 뼈에 부착하는 부위에서 뜯어집니다. 이런 식으로 힘줄에 염증이 생기면 건염, 근막에 염증이 생기면 근막염이라고 부릅니다. 팔을 많이 써서 생기는 테니스엘보나 골프엘보, 발을 많이 사용해서 생기는 족저근막염이나 아킬레스건염 모두 비슷한 원리로 생깁니다.

근육과 힘줄이 충분히 이완되지 않고 뻣뻣한 상태로 걷거나 다른 운동을 바로 시작하면, 탄성이 줄어든 상태에서 갑자기 잡아당기는 것과 같아서 더 쉽게 손상될 수 있습니다. 운동하기 전 스트레칭을 하는 것도 근육과 힘줄, 근막 등을 이완시키고 부드럽게 해서 부상을 예방하기 위함입니다. 우리 몸 어디나 마찬가지지만, 발은 한 걸음 걸을 때마다 체중을 떠받치기 때문에 손상되기 쉽습니다. 따라서 발을 오래 쓰기 위해서는 부드러워야 합니다.

부드럽게 하는 방법은 마사지와 스트레칭이 있는데, 둘의 차이가 뭘까요? 제가 강의할 때 이렇게 물어보면 "마사지는 남이 해주는 거고, 스트레칭은 내가 하는 거다."라고 답하는 분들이 꽤 있습니다. 물론 일정 부분 그렇기도 하지만 꼭 그런 건 아닙니다. 마사지는 압을 가하며 누르기, 쓸기, 주무르기 등의 방법으로 근육의 긴장을 완화하고 혈액순환을 촉진시켜 피로를 덜어주고 근육의 유연성을 향상시키는 데 도움을 줍니다. 이에 비해 스트레칭은 근육과 근막을 더 길게 늘림으로써 유연성을 향상시킵니다.

그렇다면 정확히 어디를 어떻게 이완시켜야 할까요? 발바닥이 아프면 발바닥만 열심히 주무르면 될까요? 그렇지 않습니다. 우리 몸은 근막이라고 하는 콜라겐섬유로 구성된 얇고 튼튼한 막으로 전신이 연결되어 있습니다. 따라서 한 부위에 문제가 생기면 다른 부위에도 영향을 미칠 수 있습니다. 특히 발은 다리 전체의 근막과 인접한 종아리 근육 및 아킬레스건의 영향을 많이 받습니다. 따라서 발이 아프면 발만 주무를 게 아니라 허벅지와 종아리, 발바닥과 발가락 관절까지 골고루 이완시켜야 합니다.

족저근막염을 낫게 하는
발바닥 스트레칭

족저근막염으로 고생하는 분들이 정말 많습니다. 몇 년 동안 병원을 다니며 온갖 치료를 다 해봤는데도 낫지 않는다고 하소연하는 분들도 많습니다. 그런데 그런 분들에게 "스트레칭은 열심히 하셨어요? 스트레칭 하는 거 한번 보여주세요."라고 말하면 대부분 어떻게 하는지 모르거나 제대로 하지 않고 대충 문지르는 흉내만 냅니다.

족저근막염 치료를 위해 가장 중요한 것 하나를 꼽으라면 바로 스트레칭입니다. 스트레칭만 제대로 하면 특별한 치료를 하지 않아도 족저근막염은 대부분 저절로 호전됩니다. 하지만 반대로 아무리 비싼 치료를 하더라도 스트레칭을 하지 않으면 낫지 않거나 잠시 좋아졌다가 금방 재발합니다.

제가 유튜브 〈김범수교수의 발편한세상〉을 처음 시작하게 된 계기도 바로 족저근막염 때문입니다. 스트레칭 방법만 제대로 알고 열심히 하면 병원에 올 필요도 없이 대부분 좋아지는 병인데 이걸 몰라서 고생하는 분들이 너무 많았습니다. 진료실에서 하루에도 여러 번 이 운동 방법을 가르쳐드려야 했습니다. 그래서 제 환자 분들을 위한 교육용 영상을 만들어 유튜브에 올렸는데, 이 영상을 보고 효과를 봤다는 댓글들이 줄줄이 이어지면서 조회수가 130만을 훌쩍 넘었습니다. 이 간단한 스트레칭 운동 방법을 몰라서 발바닥 통증으로 고생하는 분들이 전국적으로 이렇게 많은지 저도 정말 깜짝 놀랐습니다.

우선 운동을 하기 전에 스트레칭을 왜 해야 되는지 알고 해야 합니다. 족저근막염이 생기는 이유는 족저근막이 뻣뻣하기 때문인 경우가 가장 흔합니다. 평소 스트레칭을 잘 하지 않고 살아왔기 때문이죠. 자고 일어나거나 오랜 시간 앉아 있으면 발바닥은 편안하게 약간 오그라든 상태가 되는데, 갑자기 일어나서 체중을 싣고 걸으면 발바닥이 늘어나면서 족저근막이 양 끝으로 당겨지게 됩니다. 반복적으로 그런 일들이 발생하다 보면 족저근막에 미세한 손상이 생기고, 염증과 통증으로 이어집니다. 손상된 조직은 가만히 있으면 염증반응을 거쳐 자연적으로 치유가 되지만 문제는 족저근막염에 걸렸어도 걷지 않을 수가 없다는 겁니다. 한 발자국 걸을 때마다 이미 손상된 족저근막에 추가적인 미세 손상과 염증이 반복적으로 생기기 때문에 통증이 지속적으로 발생하고, 잘 낫지 않는 것처럼 느껴집니다. 따라서 근본적으로 족저근막염을 낫게 하기 위해서는 족저근막을 부드럽고 유연하게 만들어서 걷더라도 잘 찢어지지 않게 만들어야 하는데, 그 방법이 바로 스트레칭입니다.

족저근막염은 발바닥 스트레칭이 제일 중요하지만, 뒤에 나오는 종아리 스트레칭과 풋코어 근육 강화 운동도 반드시 함께해줘야 합니다.

족저근막 스트레칭

1. 의자에 앉아 한쪽 발을 반대쪽 무릎 위에 올린다.
2. 같은 쪽 손으로 발가락을 말아 쥐고, 발가락 관절이 위로 꺾이도록 발가락을 몸 쪽으로 당긴다.
3. 반대쪽 손으로는 발뒤꿈치를 잡고 밀어낸다.
4. 종아리 아랫부분과 발바닥이 시원하게 늘어나는 것을 느끼면서, 약 20~30초간 자세를 유지한다.

5. 발가락이 꺾인 상태에서 발바닥에 팽팽하게 느껴지는 굵은 힘줄 같은 조직을 만져본다. 그게 바로 족저근막이다. 족저근막이 팽팽해진 상태에서 뒤꿈치에서 앞꿈치 방향으로 압을 가하며 문지르듯이 족저근막을 늘려준다. 10~15회 정도 쭉쭉 밀어준다.

6. 반대쪽 발도 같은 방법으로 스트레칭한다.

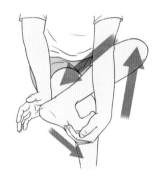 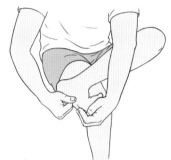

공 굴리기 운동

1. 앉거나 서 있는 자세에서 발바닥 아래에 골프공이나 테니스공 또는 드링크 병을 놓고 발바닥으로 굴린다.

2. 발바닥 전체를 공 위에 굴리면서 지압하듯 약간의 압력을 가해 스트레칭한다.

3. 각 발마다 약 2~3분간 수행한다.

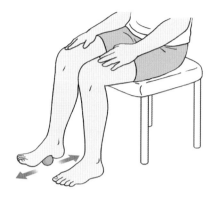

발바닥을 문지르니까 아픈데 계속해도 되나요?

스트레칭을 할 때 족저근막에 통증을 느끼는 경우가 많은데, 통증이 있는 것은 족저근막이 비정상적으로 뻣뻣해져 있다는 뜻입니다. 족저근막이 충분히 이완된 상태라면 아프지 않습니다. 스트레칭할 때 발바닥이 아픈 정도가, 약간 아픈 정도이거나 참을 만한 정도면 계속해도 됩니다. 너무 아프지 않은 범위 내에서 꾸준히 하다 보면 점차 통증이 줄어듭니다.

만약 족저근막염에 걸려 심하게 찢어지는 듯한 날카로운 통증이 있다면 며칠 동안은 휴식을 취하는 게 좋습니다. 이럴 땐 많이 걷지 않는 게 좋고, 필요하면 소염진통제를 복용할 수도 있습니다. 심한 통증이 어느 정도 가라앉은 다음 너무 아프지 않은 범위 내에서 스트레칭을 조금씩 시작해보세요.

스트레칭은 하루에 몇 번이나 하는 게 좋을까요?

아침에 일어나서 발을 딛고 서기 전에, 침대에 걸터앉아서 발바닥 스트레칭부터 해야 합니다. 스트레칭은 수시로 많이 할수록 좋습니다. 소파에 앉아서 텔레비전을 볼 때나 일하다가 잠깐씩 쉴 때 등 틈나는 대로 많이 해주세요.

특히 많이 걷거나 달리기 하기 전에 반드시 발바닥 스트레칭을 충분히 해야 합니다.

뒤꿈치 뼈에 가시가 자랐다고 하는데 어떡하죠?

족저근막염이 만성적으로 있으면 뒤꿈치뼈 바닥쪽에 가시처럼 뼈가 자라나는 경우가 흔합니다. 가시 극자를 써서 골극(骨棘)이라고 합니다. 병원에서는 환자분들이 쉽게 이해하도록 "족저근막이 잡아당겨서 뼈가 자라난 거"라고 설명하기도 합니다.

골극은 끝이 뾰족하게 생긴 모양 때문에 발바닥 통증의 주범으로 여겨지는 경우가 많으나, 통증과 연관이 없는 경우도 많습니다. 따라서 통증을 없애기 위해 골극을 반드시 제거해야 하는 것은 아닙니다. 골극의 유무와 상관없이 통증은 없어질 수 있습니다.

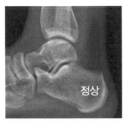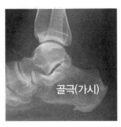

정상발(좌), 뒤꿈치 뼈에 골극이 동반된 족저근막염 환자의 발(우)

족저근막염에 꼭 필요한
풋코어 강화 운동

대부분의 족저근막염은 스트레칭만 열심히 해도 좋아지지만, 잘 낫지 않는 분들 중에는 풋코어 강화 운동을 하고 나서야 비로소 좋아졌다는 경우들이 꽤 있습니다. 여기에는 아주 중요한 비밀이 숨겨져 있습니다. 풋코어 근육이 약해지면 근육이 약해진 만큼 족저근막에 가해지는 스트레스가 증가한다는 점입니다. 스트레칭을 하더라도 근육이 약해져서 족저근막에 가해지는 절대적인 부하가 증가하면 결국 무리가 될 수밖에 없습니다. 따라서 풋코어 근육을 길러서 족저근막으로 가는 부담을 줄여주는 것이 족저근막염을 낫게 하는 중요한 근본 해결책입니다.

발가락 웅크리기 운동

1. 의자에 앉아서 바닥에 수건을 펴놓고 두 발을 올려놓는다.

2. 발가락을 천천히 구부려서 수건을 움켜쥔다. 발바닥은 쥐어짜듯이, 최대한 웅크린다.

3. 발바닥이 조이는 것을 느끼면서 10초간 유지한다.

4. 발가락을 천천히 펴면서 수건을 내려놓는다. 이때 발가락을 위쪽 방향으로 신전시키면서 최대한 발가락 사이사이를 벌려준다.

5. 개구리 발가락처럼 발가락 사이를 쫙 벌린 자세를 10초간 유지한다.

6. 움켜쥐기와 펴기 동작을 10~15회 정도 반복한다. TIP. 1세트에 10~15회씩, 3세트를 아침저녁으로 수행한다. 한 발씩 해도 되고, 수건 없이 해도 된다. 수건 없이 할 때는 발로 주먹을 강하게 쥐는 듯한 느낌으로 수행한다.

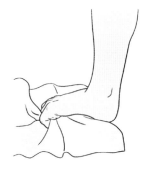 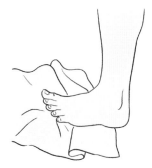

운동을 하다가 갑자기 발가락에 쥐가 나는데 괜찮을까요?

운동 중에 발에 쥐가 나거나 근육이 뭉쳐서 통증이 발생하면 즉시 멈추고 스트레칭을 해주세요. 족저근막 스트레칭 방법(165쪽 참조)으로 하면 됩니다. 발에 쥐가 나는 것은 평소 사용하지 않아 약해진 근육이 자극되었기 때문입니다. 따라서 발가락 웅크리기 운동 전후로 항상 스트레칭을 하여 근육을 풀어주는 게 좋습니다. 꾸준히 하다 보면 발의 근육이 강화되고 유연성이 향상되어서 이런 증상은 없어지게 됩니다.

발이 아프면
종아리 스트레칭을 해야 하는 이유

발이 아플 때 발만 생각하면 안 됩니다. 상당히 많은 경우에는 종아리와 아킬레스건의 단축 또는 뻣뻣함이 중요한 원인이기 때문입니다. 종아리와 발은 서로 이웃사촌이기 때문에 영향을 많이 받을 수밖에 없습니다.

종아리나 아킬레스건이 문제가 되는 건 뻣뻣하고 긴장되거나 단축되었을 때입니다. 영어로는 아킬레스가 타이트(tight)하다고 표현하는데 충분히 이완되어 부드러운 상태가 아닌, 근육이나 힘줄이 긴장되어 팽팽하거나 뻣뻣한 상태를 말합니다. 아킬레스건의 길이가 약간 짧은 경우도 결과적으로 비슷하기 때문에 "아킬레스건이 짧다." 또는 "단축되어 있다."라고도 표현합니다.

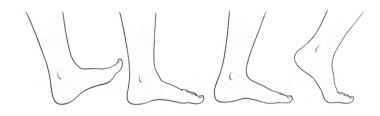

발의 보행 과정

종아리와 아킬레스건이 충분히 이완되고 유연해야 발이 부드럽고 자유로울 수 있습니다. 종아리와 아킬레스건이 짧거나 뻣뻣해서 발뒤꿈치를 꽉 잡고 놓아주지 않으면 발목이 충분히 위로 젖혀지지 못하게 됩니다. 그런 상태로 계속 사용하면 발에 많은 무리가 갑니다. 그래서 종아리가 뻣뻣하면 족저근막염, 아킬레스건염, 무지외반증, 지간신경종, 중족골통, 평발, 발목 불안정성 및 접질림 등 다양한 발 질환이 유발됩니다.

왜 그런지 조금 더 설명해보겠습니다. 걷는 동작을 보면 우선 뒤꿈치가 먼저 바닥에 닿고 발바닥 전체가 땅에 닿습니다. 그런 다음 발보다 뒤에 있던 정강이가 앞쪽으로 넘어가면서 몸의 무게중심이 앞으로 이동하는데, 이 동작은 발목이 부드럽게 꺾여

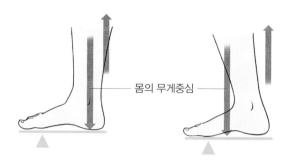

지렛대의 원리로 본 앞꿈치에 가해지는 압력과 무게

야 가능합니다. 발목이 부드럽게 꺾이려면 종아리가 충분히 느슨해져야 합니다. 만약 종아리가 타이트해서 뒤에서 꽉 잡고 놓아주지 않으면 발목이 덜 꺾이기 때문에 몸의 무게중심이 충분히 앞으로 이동하지 못합니다. 그런 상태에서 앞으로 추진하기 위해 억지로 발뒤꿈치를 떼려면 앞꿈치에 가해지는 압력이 커집니다.

지렛대의 원리로 생각해보면 좀 더 쉽게 이해가 될 겁니다. 앞꿈치가 지지점이 되고 앞꿈치로부터 몸의 무게중심까지의 거리가 지렛대의 길이가 됩니다. 같은 무게(체중)라고 하더라도 무게중심이 지지점에 가까울수록 발뒤꿈치를 들어 올리는 게 더 수월해집니다. 즉, 체중이 앞꿈치 쪽으로 많이 이동할수록 더 적은 힘으로 뒤꿈치를 올릴 수 있고, 그만큼 앞꿈치에 가해지는 압력이 줄어듭니다. 반대로 체중이 충분히 앞으로 이동하지 않은 상태에서 억지로 뒤꿈치를 들어 올리려면, 무게중심이 지지점으로부터 멀기 때문에 더 많은 힘을 써야 하고 앞꿈치에 가해지는 압력도 증가하게 됩니다.

그래서 발이 건강하려면 풋코어만큼이나 중요한 게 바로 종아리의 유연성입니다. 그렇다면 얼마나 유연해야 할까요? 힘을 빼고 누워 무릎을 완전히 편 상태에서 진찰자의 손으로 발목을 위로 꺾었을 때 발목이 90도 위치보다 10~20도 정도까지 부드럽게 더 젖혀져야 정상입니다. 만약 90도 정도에서 저항이 느껴지거나 종아리가 당긴다면 종아리나 아킬레스건이 단축되어 있다는 뜻으로 해석할 수 있습니다. 그 상태에서 그대로 무릎을 살짝 구부렸을 때 발목이 훨씬 더 부드럽게 위로 젖혀진다면 종아리 중에서도 무릎 위에서부터 내려오는 비복근이 단축되어 있는 상태이고, 무릎을 구부려도 발목이 더 젖혀지지 않고 그대로 있다면 아킬레스건이 짧은 겁니다.

스스로 체크해볼 수 있는 방법도 있습니다. 발바닥을 땅에서 떼지 않고 완전히 쪼그려 앉는 게 가능한지 해보는 겁니다. 발바닥을 땅에 붙이고 끝까지 쪼그리고 앉기 위해서는 종아리가 유

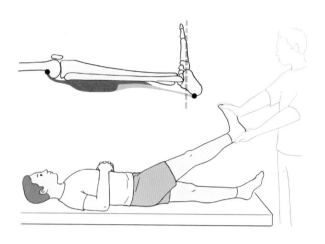

진찰자가 발목을 90도 이상 꺾으려고 할 때 상당한 저항이 있다면 종아리나 아킬레스건의 단축이 있는 상태다.

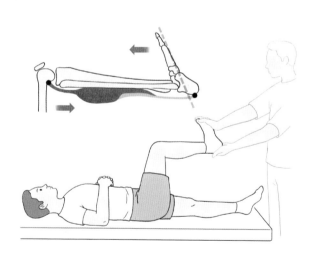

위의 동작에서 무릎을 살짝 구부렸을 때 발목이 부드럽게 위로 젖혀진다면 단축의 원인은 아킬레스건이 아닌 비복근이다.

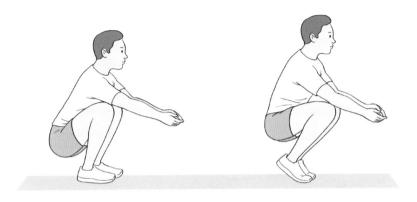

발뒤꿈치를 떼지 않고서는 끝까지 쪼그리고 앉는 게 불가능하다면 아킬레스건 단축이 심한 상태이다.

연하고 발목이 부드럽게 꺾여야 합니다. 만약 발뒤꿈치를 떼지 않고서는 끝까지 쪼그리고 앉지 못하거나, 몸이 뒤로 넘어가려고 한다면 아킬레스건 단축이 상당히 심한 상태입니다. 이런 분들은 재래식 화장실을 이용할 때 뒤로 넘어가지 않기 위해 벽을 붙잡고 있어야 하는 고충이 있습니다.

　종아리와 아킬레스건이 타이트한 것에는 다양한 원인이 있습니다. 어려서 까치발로 걷는 아이들이 꽤 있는데 크면서 대부분 좋아집니다. 하지만 상당수는 커서도 종아리와 아킬레스건의 단축이 잔존할 가능성이 있습니다. 그 외에도 성장기에 키가 급속도로 많이 자랄 때 뼈 성장 속도를 근육과 힘줄이 따라가지 못하면 상대적인 단축이 생길 수도 있습니다. 또, 발등이 높은 요족이 있는 분들은 종아리와 아킬레스건의 단축이 동반되는 경우가 흔합니다. 후천적으로는 하이힐이나 키높이 신발을 즐겨 신거나 종아리와 아킬레스건의 스트레칭 부족으로 만성적인 단축이 생기기도 합니다.

특별히 운동을 많이 한 것도 아닌데 유난히 종아리가 굵고 단단하거나 알이 배긴 분들이 있습니다. 남성들은 근육이 커 보이니까 좋아하고, 여성분들은 종아리가 굵어 보인다고 싫어하는데요, 이런 경우 종아리와 아킬레스건의 단축이 원인일 수 있습니다. 종아리와 아킬레스건이 뻣뻣하여 발목이 부드럽게 젖혀지지 않고, 체중이 충분히 앞으로 이동하지 않은 상태에서 걷게 되면 종아리는 어쩔 수 없이 더 많은 힘을 쓰게 됩니다. 그래서 별도로 종아리 운동을 하지 않고 걷기만 해도 종아리 근육이 발달하게 됩니다. 따라서 종아리의 알을 줄여서 날씬한 다리를 얻고자 하는 분들에겐 종아리 스트레칭을 권장합니다.

종아리와 아킬레스건이 타이트하면 걸을 때마다 더 큰 힘이 작용하게 되고, 누적되면 여러 가지 발 질환을 유발합니다. 우선 뒤꿈치 쪽에 가장 흔한 게 족저근막염입니다. 종아리가 위로 잡아당기는 힘이 강해질수록 발바닥은 늘어나는 힘이 커지게 됩니다. 그러면 발바닥에 있는 족저근막은 더 찢어지기 쉽겠죠. 그래서 족저근막염이 있을 때는 발바닥 스트레칭만 하면 안 되고, 반드시 종아리까지 스트레칭을 해줘야 합니다. 평발이 있는 경우는 종아리의 강력한 수축이 발바닥을 늘리는 방향으로 작용하기 때문에 아치를 더욱 낮아지게 합니다. 뿐만 아니라 발뒤꿈치가 바깥쪽으로 휘는 후족부 외반 변형도 점점 심해질 수 있습니다. 아킬레스건이 팽팽한 상태로 과사용되면 아킬레스건 자체에도 염증이나 퇴행성 변화가 생깁니다. 또는 아킬레스건이 자꾸 강하게 잡아당기니까 아킬레스건과 뒤꿈치 뼈가 만나는 곳에서 고드름 맺히듯이 뼈가 자라나기도 하는데, 이 역시 아킬레스건염의 증상입니다.

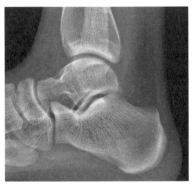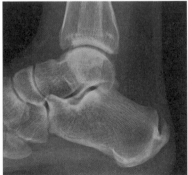

정상 발(좌), 아킬레스건염으로 뒤꿈치에 뼈가 자라난 발(우)

종아리가 위로 잡아당기는 힘이 커질수록 앞꿈치에 가해지는 압력이 증가하기 때문에 여러 가지 전족부 질환도 생깁니다. 앞꿈치가 많이 눌리니까 굳은살이나 티눈이 계속 생기고, 발가락으로 가는 신경들이 앞꿈치 아래에서 짓이겨지기 때문에 찌릿찌릿하거나 화끈거리는 지간신경종이 생기기도 합니다. 종아리가 뒤꿈치를 강하게 들어 올릴수록 발볼은 점점 더 퍼지는 힘을 받기 때문에 발볼이 넓어지고 무지외반증, 소건막류, 중족골통 등을 더욱 악화시킵니다. 따라서 이런 질환이 있는 분들은 종아리와 아킬레스건의 스트레칭을 꾸준히 해주는 게 중요합니다.

앞꿈치 통증을 줄여주는
종아리 스트레칭

앞꿈치가 아프거나 화끈거릴 때는 발 앞부분에 가해지는 압력을 줄여줘야 합니다. 덜 눌려야 통증과 화끈거리는 자극을 줄일 수 있습니다. 압력은 여러 가지에 의해 영향을 받지만, 종아리와 아킬레스건이 유연한 정도에 따라 가해지는 압력이 다릅니다. 종아리와 아킬레스건을 부드럽고 유연하게 하는 것은 앞꿈치 통증과 굳은살뿐만 아니라 족저근막염, 아킬레스건염, 평발, 무지외반증 등 다양한 족부 질환에 도움이 됩니다.

종아리와 다리 뒤쪽을 늘려주는 것은 발 건강을 위해 매우 중요하기 때문에 다양한 운동 방법을 소개해보겠습니다.

벽을 이용한 종아리 스트레칭

1. 양손으로 벽을 잡고, 한 발은 앞으로 다른 한 발은 뒤로 뻗는다. TIP. 책상이나 식탁을 잡고 해도 된다.

2. 두 발은 11자로 반듯하게 하고, 바깥으로 벌어지지 않도록 주의한다.

3. 상체를 세우고 앞쪽 무릎은 구부리고 뒤쪽 무릎은 편 상태로 엉덩이를 앞으로 민다. 이때 뒤꿈치가 바닥에서 떨어지면 안 된다.

4. 뒤쪽 다리의 종아리와 아킬레스건이 늘어나는 것을 느끼면서 20~30초간 유지한다. TIP. 이 운동은 무릎 위에서 시작하는 비복근과 나머지 종아리 근육들을 함께 스트레칭해주는 동작이다.

5. 이번에는 뒤쪽 다리의 무릎을 약간 구부리고 엉덩이를 약간 뒤로 빼면서 눌러주는 느낌으로 수행한다. 이때 발뒤꿈치는 바닥에서 떨어지면 안 된다.

6. 종아리 아래쪽 깊숙이 위치한 근육이 늘어나는 것을 느끼면서 20~30초간 유지한다. TIP. 이 운동은 비복근을 제외한 나머지 종아리 근육들을 더 집중적으로 스트레칭해주는 동작이다.

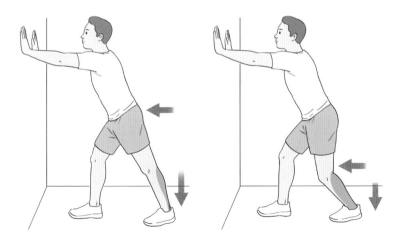

계단에서 무릎 펴고 하는 종아리 신장성 운동

1. 계단에서 서서 안전을 위해 벽이나 난간을 살짝 잡는다. TIP. 발판을 이용해도 된다.

2. 두 발을 약간 뒤로 이동하여 앞꿈치로만 선다.

3. 동시에 두 발의 뒤꿈치를 들어 올려 까치발로 선다.

4. 최대한 높이 올린 상태에서 약 5초간 유지한다.

5. 한 발을 바닥에서 떼고, 한쪽 앞꿈치로만 선 상태에서 5초 이상에 걸쳐서 종아리에 힘을 주고 체중을 버티면서 천천히 내린다.

6. 뒤꿈치가 최대한 낮은 위치까지 내려간 상태에서 종아리의 힘을 빼고 종아리가 시원하게 늘어나는 것을 느끼면서 5초간 버틴다.

7. 두 발로 딛은 다음, 다시 뒤꿈치를 최대한 들어 올려 까치발로 선다. 반대쪽 다리로 동일하게 수행한다. TIP. 1세트에 15회씩, 3세트를 아침저녁으로 수행한다. 어느 정도 익숙해지면 운동 효과를 높이기 위해 무거운 짐을 넣은 배낭을 메고 수행한다.

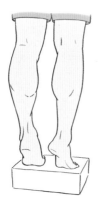
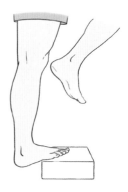

계단에서 무릎 구부리고 하는 종아리 신장성 운동

1. 계단에 앞꿈치로 선 상태에서 무릎을 약간 구부리고 시작한다.
2. 무릎을 구부린 상태를 유지하면서 까치발을 들고, 한 발로 천천히 뒤꿈치를 내리는 동작을 수행한다. TIP. 무릎 펴고 하는 종아리 신장성 운동과 동일한 동작을 처음부터 끝까지 무릎을 구부린 상태로 수행한다. 마찬가지로 1세트에 15회씩, 3세트를 아침저녁으로 수행한다.

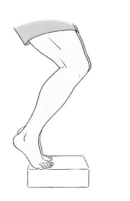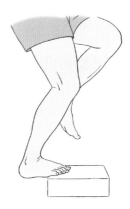

체중을 버티면서 종아리를 천천히 늘려주는 운동을 종아리 신장성 수축(eccentric contraction, 이심성 수축, 원심성 수축) 운동이라고 합니다. 신장성 수축은 근육이 늘어나면서 힘을 쓴다는 뜻인데, 근육 손상을 줄이면서 더 효과적으로 근육을 키우고 유연성을 증가시킬 수 있는 좋은 운동 방법입니다.

이 운동은 특히 만성 아킬레스건염이나 아킬레스건병증에 효과가 좋은데, 스웨덴의 정형외과 의사 알프레드손이 처음 보고하여 '알프레드손 운동법(Alfredson protocol)'이라고도 합니다. 아킬레스건병증이 있는 분들이 이 운동을 3개월 동안 매일 꾸준히 하면 종아리가 튼튼하고 유연해져서 아킬레스건염이 저절로 좋아지는 경우가 많습니다.

또, 계단에서 뒤꿈치를 내리고 힘을 빼고 있는 것은 꼭 병이 없더라도 피곤한 다리를 풀어주는 좋은 방법입니다. 에스컬레이터를 타고 올라갈 때, 도착할 때까지 뒤꿈치를 내리고 있는 것도 생활 속에서 유용하게 다리의 피로를 풀어주는 팁입니다.

스트레칭 발판을 이용한 종아리와 햄스트링 스트레칭

1. 스트레칭보드 위에 서서 무릎을 펴고 차려 자세로 똑바로 선다. TIP. '스트레칭보드'로 검색하면 다양한 제품이 있는데, 비싸지 않고 발 건강에 도움이 되므로 적당한 것으로 구매하면 좋다.
2. 엉덩이가 뒤로 빠지지 않도록 주의하면서, 허리를 곧게 펴고 선다. 그 상태로 20~30초간 유지한다.
3. 무릎을 편 상태로 허리를 천천히 구부려 손으로 발끝을 잡는다. TIP. 허리가 아픈 분들은 허리에 무리가 될 수 있으니 주의한다.

4. 종아리에 힘을 빼고, 종아리가 당기는 것을 느끼면서 20~30초간 유지한다.

5. 무릎에 손을 얹고, 무릎을 살짝 구부린다. 종아리 아랫부분이 집중적으로 더 스트레칭되는 것을 느끼면서 20~30초간 유지한다.

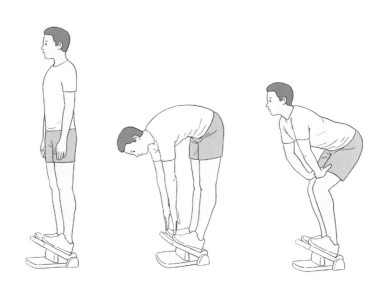

다운독 포즈

1. 손과 무릎을 바닥에 댄 자세로 시작한다. 이때 어깨는 손목 바로 위에, 엉덩이는 무릎 바로 위에 오게 한다. TIP. 미끄럽지 않은 바닥이나 요가 매트 위에서 한다.

2. 무릎을 들고 엉덩이를 들어 올리면서 다리를 쭉 펴고 산 모양을 만든다.

3. 발뒤꿈치를 바닥 쪽으로 누르면서 종아리와 아킬레스건의 스트레칭을 느낀다. 이때 허리가 둥그렇게 굽지 않도록 주의한다. TIP. 발뒤꿈치는 바닥에 붙이고 무릎을 구부리지 않고 하는 게 가장 좋지만, 개인마다 유연성의 차이가 있으므로 힘들면 무릎을 살짝 구부리고 뒤꿈치도 살짝 들어줘도 괜찮다.

4. 허리를 곧게 펴서 척추가 시원하게 늘어나는 것을 느끼면서 20~30초간 자세를 유지한다.

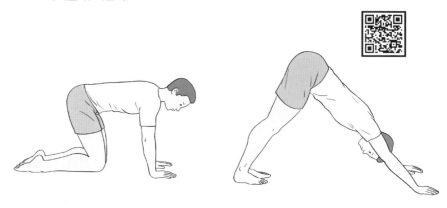

다운독 자세는 강아지가 앞다리와 뒷다리를 뻗고 스트레칭하는 모습을 닮아서 영어로 '다운독(downward-facing dog)'이라고 합니다. 상체와 복부 근육을 강화시키고 허벅지와 종아리 뒷면 근육을 효과적으로 스트레칭할 수 있는 좋은 운동입니다. 하지만 어깨와 팔의 힘, 허리와 다리의 유연성이 모두 필요한 운동이라서 앞서 설명한 운동보다 난도가 높기 때문에 주의를 요합니다.

무지외반증이 있으면
꼭 해야 하는 발가락 스트레칭

무지외반증 변형이 조금이라도 있다면 방치하지 마세요. 변형은 시간이 갈수록 점점 심해집니다. 운동으로 변형이 진행되는 것을 완전히 막을 수는 없지만 통증을 완화하거나 진행의 악화를 최대한 늦출 수는 있습니다. 따라서 운동과 관리는 조금이라도 빨리, 조금이라도 덜 심할 때 시작할수록 좋습니다.

무지외반증 변형이 있다면 스트레칭을 꼭 해주세요. 그렇지 않으면 관절 주변 인대와 힘줄이 굳어서 돌이키기가 어렵습니다. 변형에 따라 근육의 작용 방향도 달라져서 기능을 잃고 변형을 오히려 악화시키는 힘으로 바뀝니다. 따라서 관절 주변 연부조직이 변형에 따라 완전히 굳지 않도록 스트레칭을 해줘야 합니다.

엄지발가락 스트레칭

1. 의자에 앉아 한쪽 발을 반대쪽 무릎 위에 올린다.

2. 같은 쪽 손으로 발등을 잡고 안정화시킨다.

3. 반대쪽 엄지손가락으로 엄지발가락 관절 부위를 지지하고, 나머지 손가락으로 엄지발가락을 위로, 무지외반증과 반대 방향으로 스트레칭한다.

   TIP. 약간 아픈 정도가 적당한 강도다.

4. 엄지와 검지 발가락 사이가 벌어지는 것을 느끼면서 10~15초간 자세를 유지한다.

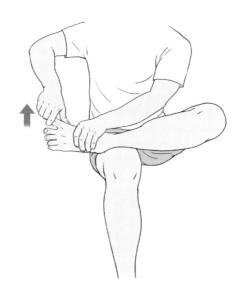

발가락과 깍지 끼기

1. 의자에 앉아 한쪽 발을 반대쪽 무릎 위에 올린다.

2. 반대쪽 손과 깍지를 낀다.

3. 깍지 낀 손과 발을 함께 빙글빙글 돌리면서 원을 그린다.

4. 10~15회 정도 반복한다.

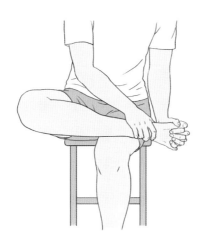

엄지 걸고 벌리기

1. 의자에 앉아 두 발을 편안하게 내려놓는다.

2. 양쪽 엄지발가락을 서로 교차하여 걸어준다.

3. 그 상태로 양쪽 발가락들을 쫙 벌린다.

4. 발가락 사이가 시원하게 늘어나는 것을 느끼며 20~30초간 유지한다.

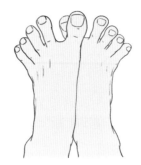

밴드를 이용한 엄지 스트레칭

1. 양쪽 엄지발가락에 밴드를 걸고 두 발을 전체적으로 벌려준다. TIP. '발가락 운동 밴드'로 검색하면 다양한 종류의 제품이 있다. 기능은 다 비슷하므로 적절한 것으로 골라서 준비한다.

2. 발가락 사이가 시원하게 늘어나는 것을 느끼면서 20~30초간 유지한다.

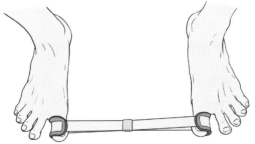

무지외반증 악화 예방을 위한
풋코어 운동

　무지외반증 악화 예방을 위해서 반드시 필요한 게 바로 변형에 저항하는 힘을 기르는 것입니다. 그 힘은 엄지벌림근이라는 풋코어 근육에서 나옵니다. 엄지벌림근은 엄지를 두 번째 발가락으로부터 멀어지는 방향으로 벌려주기 때문에 무지외반증에 반대로 작용합니다. 따라서 이 근육이 약해져서 엄지를 벌리지 못하게 되면, 저항하는 힘이 없어진 것과 같아서 변형은 점점 심해집니다.

　근육이 기능을 잃는다는 말이 잘 와닿지 않을 텐데요, 지금 한 번 엄지발가락과 검지 발가락 사이를 벌려보세요. 손가락을 사용하지 말고, 발가락의 힘으로만 벌려보세요. 잘 안된다면 엄지벌림근의 기능이 약해지거나 퇴화되었다고 할 수 있습니다. 살면서 거의 사용하지 않아서 그렇게 된 거죠. 실제로 무지외반증이 있는 분들은 대부분 잘 못합니다.

무지외반증이 심해질까 봐 염려되거나 수술을 최대한 미루고자 한다면 다음부터 소개하는 운동을 꼭 해야 합니다. 수술을 하더라도 수술이 다가 아닙니다. 무지외반증은 수술 후에도 재발하는 경우가 상당히 많은데, 그 원인 중 하나가 엄지벌림근의 약화입니다. 따라서 무지외반증 수술 후에도 재발 방지를 위해서 풋코어 운동을 꾸준히 해야 합니다.

밴드를 이용한 엄지 운동

1. 밴드를 이용한 엄지 스트레칭 자세로 시작한다. 발가락 사이사이가 모두 벌어지도록 발가락을 쫙 펴서 바닥을 누른다.
2. 엄지발가락이 당겨지는 것을 느끼면서 양쪽 엄지만 위로 최대한 들어 올린다. 이때 나머지 발가락들은 바닥에서 떨어지지 않도록 유지한다.
3. 반대로, 양쪽 엄지발가락으로 바닥을 세게 누르면서 나머지 발가락을 들어 올린다. 이때 나머지 발가락은 개구리 발가락처럼 쫙 펴준다.
4. 천천히 10~15회 반복한다.

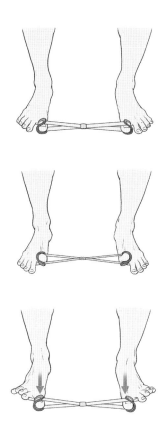

　이 운동은 스트레칭과 근육 강화를 동시에 하는 효과가 있습니다. 무지외반증이 있으면 변형 때문에 근육의 작용 방향이 바뀌어 엄지벌림근에 힘이 잘 들어가지 않는데, 이 운동은 스트레칭 밴드에 의해 변형을 어느 정도 보정한 상태에서 엄지벌림근을 자극시키는 효과가 있습니다. 따라서 무지외반증이 있는 분들에게 아주 권장하는 운동입니다.

발가락 벌리기 운동

1. 발바닥을 바닥에 붙인 상태에서 모든 발가락을 위로 꺾어 올린다. 이때 앞꿈치가 바닥에서 떨어지지 않도록 주의한다.

2. 5개 발가락 사이사이가 모두 벌어지도록 부채살 펴듯이 최대한 쫙 벌린다. 그 상태에서 새끼발가락을 내려서 바닥에 닿게 한다. 이때 엄지발가락 아래가 바닥에서 떨어지거나 발이 전체적으로 돌아가면 안 된다.

3. 새끼발가락을 내린 상태에서 엄지발가락도 내려서 바닥에 붙인다. 이때 2, 3, 4번째 발가락은 높이 들고 곧게 쫙 펴서 벌린 상태를 그대로 유지한다.

4. 자세가 잘 나온다면, 엄지발가락과 새끼발가락에 조금 더 힘을 줘서 바닥을 누른다. 근육에 뻐근하게 힘이 들어가는 것을 느끼면서 자세를 10~15초간 유지한다. TIP. 발에 쥐가 난다면 즉시 멈추고, 족저근막 스트레칭 방법으로 발바닥을 풀어준다.(165쪽 참조)

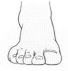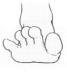

발가락 벌리기 운동은 무지외반증뿐만 아니라 새끼발가락에 생기는 소건막류에도 도움이 됩니다. 또한 엄지벌림근은 발의 아치 중 내측 세로궁을 지지하는 중요한 역할을 하기 때문에 발의 아치를 튼튼하게 유지하는 데에도 도움이 되는 운동입니다.

작은 발가락들이 구부러졌다면
이 운동을 하세요

　작은 발가락이 구부러졌거나 온전하게 다 펴지지 않는 마디가 있는지 한번 확인해보세요. 손으로는 쫙 펴지지만 발가락 힘만으로는 곧게 펴지 못하거나, 아예 굳어서 손으로 잡고 펴도 펴지지 않을 수도 있습니다.

　평소 의식하지는 못하지만 발가락 마디를 일자로 곧게 펴고 바닥을 누를 수 있어야 합니다. 발가락이 곧게 펴지지 않는다면 지지가 되지 않기 때문에 제대로 힘을 쓸 수 없습니다. 발가락을 모두 구부린 채로 한 발로 서서 균형을 잡으려고 해보면 차이를 확실히 느낄 수 있을 겁니다. <u>걸을 때 바닥을 박차고 나가거나 운동할 때 균형을 잘 잡으려면 발가락 하나하나에 힘이 들어</u>

가야 하고, 그러려면 발가락 마디를 곧게 펴는 힘이 필요합니다.

발가락 마디를 곧게 펴는 힘은 벌레근, 뼈사이근을 포함한 풋코어 근육에서 나옵니다. 이런 근육이 약해지면 발가락이 구부러지는 갈퀴족지변형이 생깁니다. 갈퀴족지변형은 발바닥 앞꿈치에 굳은살이나 통증, 지간신경종 등을 유발하기도 합니다.

발가락 곧게 펴고 누르기

1. 의자에 반듯하게 앉아서 앞꿈치와 뒤꿈치가 모두 바닥에 닿게 한다.
2. 5개 발가락의 모든 마디마디를 완전히 곧게 쫙 편 상태로 바닥을 누른다.
   TIP. 발가락의 아랫면이 바닥에 모두 닿도록 힘을 줘서 누른다. 구부러진 채로 완전히 쫙 펴지지 않는 마디가 있으면 안 된다.
3. 발가락 바닥에 힘이 들어가는 것을 느끼면서 10~15초간 유지한다.

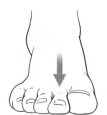

엄지와 나머지 발가락을 교차로 올리기

1. 5개 발가락을 모두 곧게 펴서 바닥을 누른다.

2. 그 상태에서 '엄지 척' 또는 '엄지 일등' 하듯이 엄지발가락만 최대한 위로 젖혀 올린다. 이때 2, 3, 4, 5번째 발가락이 버티지 못하고 구부러지거나 바닥에서 마디가 떨어지면 안 된다. 나머지 발가락은 곧게 편 상태로 바닥을 누르는 자세를 유지한다.

3. 이번에는 엄지발가락을 곧게 펴서 바닥을 누르고, 나머지 4개의 발가락을 들어 올린다.

4. 10~15회 정도 반복한다.

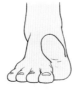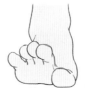

발가락 모으기

1. 모든 발가락을 편 상태에서 2번째 발가락을 중심으로 나머지 발가락을 모은다.

2. 발가락을 곧게 편 상태로 모든 발가락 사이사이에 틈이 생기지 않도록 밀착시킨다. TIP. 발가락이 구부러지지 않도록 주의한다. 연습을 위해 발가락 사이사

이에 펜을 끼우고, 펜이 삐뚤어지지 않도록 유지하면서 발가락 사이를 좁혀준다.

3. 발가락 사이사이를 쥐어짜는 듯한 느낌을 받으면서 20～30초간 유지한다.

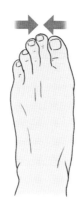

손가락을 벌렸다가 모으듯이 발가락도 벌렸다가 모을 수 있어야 합니다. 당연하고 쉬워 보이는 동작이지만 막상 시켜보면 잘 못하는 분들이 상당히 많습니다.

평발이 걱정이라면
이 운동을 하세요

"평발에 도움이 되는 운동이 있나요?"라고 물어보는 분들이 많은데요. 아치를 만들고 지지해주는 근육들은 강화시키고, 평발을 악화시키는 요인은 최대한 없애주는 게 좋습니다. 이를 정리하면 다음과 같습니다.

평발 악화의 요인과 해결책

	요인	해결책 / 보완책
평발 악화	후경골근을 비롯한 외재근 약화, 풋코어 근육 약화	근육 강화
	체질적 인대 이완증	근육 강화
	종아리 / 아킬레스건 단축	스트레칭
	체중	감량
	힘줄 파열, 골격 구조 문제	깔창 또는 수술

===== **아치 강화의 핵심 근육과 운동** =====

	핵심 근육	운동 방법
아치 강화	후경골근	공 끼우고 까치발 들기 밴드 이용한 내번 운동
	전경골근	벽 기대고 앞꿈치 들기 밴드 이용한 신전 운동
	풋코어(엄지벌림근)	발단축 운동 발가락 벌리기 운동

근육 강화 운동으로 모든 평발이 좋아지는 것은 아닙니다. 평발의 원인은 다양한 선천적인 요인과 후천적인 요인이 있습니다. 골격 구조의 문제나 전신인대이완증 같은 체질적인 이유로 발생한 평발, 후경골근 파열 등에 의한 후천성 평발 등은 근육 운동으로 좋아질 수는 없습니다. 하지만 근육이 약해져서 아치가 낮아지는 경우는 근육 강화 운동으로 아치의 개선과 기능의 호전을 기대할 수 있습니다.

평발에서 종아리와 아킬레스건의 단축은 시간이 갈수록 아치를 더욱 낮아지게 하고 뒤꿈치가 바깥쪽으로 휘는 변형을 악화시키는 요소로 작용합니다. 따라서 종아리와 아킬레스건을 충분히 이완시키는 것이 평발 진행을 늦추는 데 도움이 됩니다.

공 끼우고 까치발 들기

1. 두 발로 서서 뒤꿈치 사이에 테니스공을 끼운다.
2. 공이 떨어지지 않도록 조이면서 천천히 뒤꿈치를 최대한 들어올린다.

   TIP. 이 동작은 후경골근을 집중적으로 자극시킨다.
3. 천천히 원래 자세로 돌아온다.
4. 천천히 올렸다 내렸다를 10~15회 반복한다.

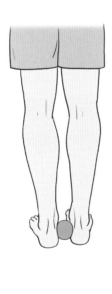
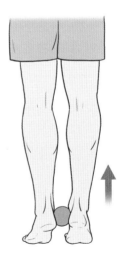

앉아서 앞꿈치 들기

1. 의자에 편안하게 앉아서 양발을 어깨 넓이만큼 벌린다.

2. 뒤꿈치를 바닥에 붙인 상태에서 앞꿈치를 최대한 높이 든다. TIP. 이 동작은 전경골근을 집중적으로 자극시킨다.

3. 천천히 10〜15회 반복한다.

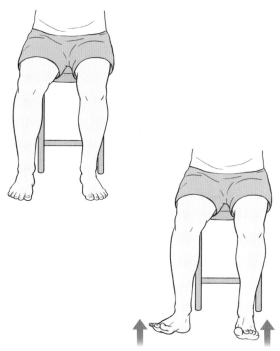

벽 기대고 앞꿈치 들기

1. 벽에 등을 대고 서서 살짝 기댄다.

2. 양쪽 앞꿈치를 동시에 최대한 위로 들어 올린다. TIP. 이 동작은 전경골근을 집중적으로 자극시킨다.

3. 천천히 앞꿈치를 올렸다 내렸다를 10~15회 정도 반복한다. TIP. 뒤꿈치가 아프면 푹신한 바닥에서 하거나 운동화를 신고 한다. 균형감각이 좋으면 벽에 기대지 않고 뒤꿈치로 걷기 연습을 하는 것도 좋은 방법이다.

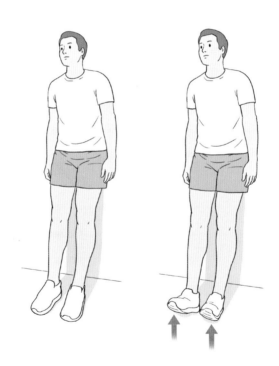

발단축 운동

1. 의자에 앉아서 발을 바닥에 붙이고 뒤꿈치는 고정한 상태에서 앞꿈치를 뒤꿈치쪽으로 끌어당긴다. 이때 발가락을 구부리면 안 된다. 발가락은 힘을 빼고 편안하게 편 상태로 유지하고, 종아리와 발가락에는 힘이 들어가면 안 된다. TIP. 엄지발가락 끝에 동전을 하나 놓고 시작하면, 발이 약 1cm 정도 단축되는 것을 확인할 수 있다.

2. 발바닥에 뻐근하게 힘이 들어가는 걸 느끼면서 10~15초간 유지한다.
   TIP. 발가락의 힘을 뺀 상태에서 발바닥을 조여서 아치를 올리는 느낌으로 해도 된다.

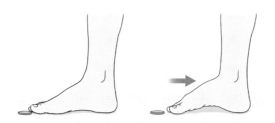

발단축 운동은 뒤꿈치와 앞꿈치의 간격을 줄여서 발이 작아지게 만드는 운동이기 때문에 발단축 운동이라고 합니다. 이 과정에서 내재근이 수축되면서 발의 아치를 올려주는 동작입니다. 우리가 복근을 만들기 위해 윗몸일으키기를 하듯이 발바닥에 있는 근육들을 복근이라고 생각하고, 발바닥을 조여주세요.

발단축 운동은 발가락 벌리기 운동과 함께 풋코어 강화 운동의 하이라이트라고 할 수 있습니다. 이 2가지 운동은 종아리에서부터 시작되는 외재근을 사용하지 않고, 오로지 내재근인 풋코어만 자극하는 운동이기 때문입니다.

'발가락 웅크리기' 또는 '수건 당기기 운동'도 풋코어 근육이 자극됩니다. 하지만 이때는 발가락을 구부리는 과정에서 내재근뿐 아니라 외재근도 함께 사용됩니다. 외재근의 힘이 더 강력하기 때문에 내재근에 가해지는 자극은 상대적으로 작습니다. 발단축 운동은 외재근의 작용을 배제하고, 내재근만 집중적으로 자극하는 운동입니다.

잘 안되시는 분들을 위해 또 다른 연습 방법을 하나 소개하겠습니다.

1. 발가락 5개를 바닥에 붙인 상태에서 엄지발가락만 최대한 위로 올린다. 이때 앞꿈치가 바닥에서 들리지 않도록 주의한다.
2. 앞꿈치를 바닥에 꽉 누른 상태에서 엄지발가락을 최대한 올리면 발 안쪽에 아치가 생긴다. 이때 발바닥에 힘을 줘서 아치를 유지한다.
3. 아치를 유지하면서, 발가락의 힘을 빼고 천천히 엄지발가락을 내린다.
4. 발바닥에 뻐근하게 힘이 들어가는 걸 느끼면서 10~15초간 유지한다.

잘 안되더라도 포기하지 마세요. 발단축 운동은 대부분 처음에는 어떤 느낌인지 몰라서 잘 못합니다. 하지만 방법만 터득하면 발 건강을 위해 아무 때나 할 수 있는 아주 좋은 운동입니다. 평발뿐 아니라 족저근막염에도 꼭 필요한 운동입니다.

김범수 교수의 Q&A 톡톡 ✚

우리 아이가 평발인데 평발 깔창을 사용하면 교정이 될까요?

원래 아이들은 대부분 평발입니다. 아이의 발은 아직 뼈가 다 형성되지 않아 많은 부분이 연골로 되어 있고 근육과 인대도 다 발달하지 않았기 때문에 그렇습니다. 시간이 지나면서 뼈가 자라고 근육과 인대가 강화되면서 발의 아치가 생기는데, 일반적으로 8~10세경에 정상적인 발 아치 구조로 발달합니다.

뒤꿈치를 들고 까치발로 섰을 때 발의 아치가 보인다면 너무 걱정하지 않아도 됩니다. 이런 경우를 유연성 평발이라고 하는데, 아동기에 흔히 발견되는 소견입니다. 대개 통증이 없고 활동에 지장을 주지도 않습니다. 아이가 성장하면서 대부분 자연스럽게 교정이 되기 때문에 특별한 치료를 요하지 않습니다. 깔창이라도 해주면 도움이 될까 궁금해하는 분들이 많은데, 아이가 발바닥 통증을 느끼거나 평발의 정도가 심하여 정렬 상태가 심하게 무너지는 경우라면 도움이 될 수 있습니다. 깔창은 착용했을 때 정렬 상태를 반듯하게 보

정해주어 관련된 통증을 완화시키고, 변형을 악화시키는 힘을 줄여주는 데 도움이 됩니다. 하지만 깔창을 사용한다고 평발이 교정되는 것은 아닙니다. 오히려 아치를 지지해주는 깔창에 지나치게 의존하면 풋코어 근육이 약해져서 장기적으로는 더 안 좋을 수도 있습니다. 따라서 깔창을 사용하는 경우에는 풋코어 운동을 꾸준히 하고 발바닥 스트레칭을 충분히 해줘야 합니다.

발목 삐끗할 땐,
스발롬!

발목을 자주 삐끗하면 연골 손상과 관절염으로 진행될 수 있기 때문에 방치하면 안 됩니다. 발목 삐끗할 땐, '스발롬!'을 기억하세요. 기억하기 쉽게 제가 만든 말인데, 발음을 너무 세게 하면 곤란할 수 있으니 주의하세요.

스발롬의 '스'는 스트렝스(strength, 힘) 즉, 근력을 뜻하고, '발'은 밸런스, '롬'은 ROM으로 영어로 가동 범위(range of motion)의 약자입니다. 사실 이 3가지는 다리 재활의 3요소라서 발목 염좌뿐만 아니라 발목 재활, 운동 능력 향상, 낙상 예방 등 여러 목적으로 활용할 수 있습니다.

발목을 자주 삐끗할 때 키워야 하는 힘은 발목 힘과 발바닥 힘입니다. 발바닥 힘은 발이 바닥을 잡는 힘, 즉 접지력을 말하며 앞서 설명한 여러 가지 풋코어 강화 운동이 도움됩니다. 그래서 여기서는 앉아서 밴드를 가지고 할 수 있는 발목 강화 운동을 소개하겠습니다. 발목 운동은 크게 위로(신전), 아래로(굴곡), 안쪽으로(내번), 바깥쪽으로(외번), 이렇게 4가지 방향으로 나눌 수 있는데 골고루 운동해주면 발목을 삐거나 발에 걸려 넘어지는 것을 줄여줄 뿐만 아니라 발의 아치를 강화시키고 바닥을 박차고 나가는 힘을 좋게 하는 효과가 있습니다.

밴드를 이용한 발목 굴곡 운동

1. 의자에 앉아서 밴드를 한쪽 발 앞꿈치에 걸고 두 손으로 밴드를 당긴다.
2. 무릎을 편 상태로 발목을 발등 쪽으로 끝까지 젖힌다.
3. 그 상태에서 발목을 바닥 쪽으로 끝까지 구부린다. 발목의 힘을 어느 정도 유지하면서 천천히 2번 자세로 돌아온다.
4. 같은 동작을 15~20회 반복한다.
5. 이번에는 무릎을 살짝 구부린 상태로 같은 동작을 15~20회 반복한다.
   TIP. 이 운동은 종아리 뒤쪽 근육을 강화시키는 동작인데, 무릎을 편 상태로 하면 비복근과 가자미근이 모두 자극되고, 무릎을 약간 구부린 상태로 하면 비복근은 사용하지 않고 더 아래쪽에 깊이 위치한 가자미근이 집중적으로 자극된다.

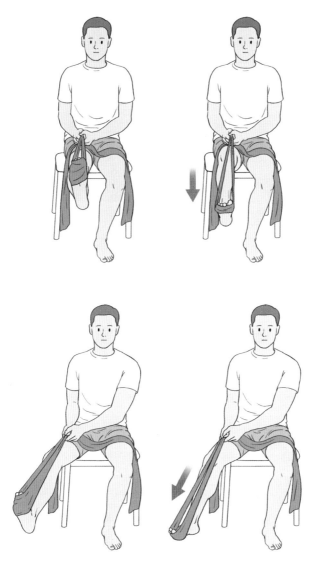

밴드를 이용한 발목 신전 운동

1. 운동하려는 발의 발등 부분에 위에서 아래로 밴드를 걸고, 밴드의 나머지 부분을 반대 발로 밟는다.

2. 운동하려는 다리의 무릎 살짝 아랫부분을 두 손으로 잡고 허벅지를 가슴 쪽으로 당긴다.

3. 발목이 밴드에 의해 아래로 처진 상태에서 시작해서 발목을 위로 끝까지 올린다.

4. 발목의 힘을 어느 정도 유지하면서 천천히 내린다. **TIP.** 이때 갑자기 힘이 빠지지 않도록 주의한다. 밴드의 저항을 느끼면서 천천히 부드럽게 내리는 게 중요하다.

5. 같은 동작을 15~20회 반복한다. **TIP.** 이 운동은 종아리 앞쪽 근육 전경골근, 장무지신전근, 장족지신전근을 단련하여 걸을 때 발 앞쪽이 끌리거나 발에 걸려 넘어지는 것을 방지해준다.

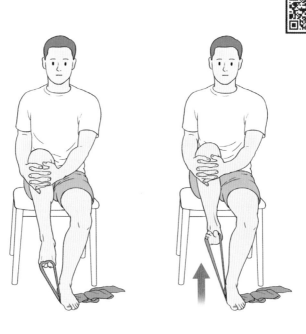

밴드를 이용한 발목 외번 운동

1. 운동하려는 발의 바깥쪽에서 안쪽 방향으로 밴드를 걸고, 반대쪽 발로 나머지 밴드를 밟는다. 밴드 끝부분은 손으로 안정감 있게 잡는다. 발뒤꿈치를 바닥에 붙이고 앞꿈치는 밴드의 힘에 의해 안쪽으로 꺾인 상태로 시작한다.

2. 발을 바깥쪽으로, 새끼발가락 방향으로 끝까지 밀어낸다. TIP. 이때 무릎은 돌아가지 않도록 제자리에 고정한다.

3. 천천히 원래 자세로 돌아온다. TIP. 갑자기 힘이 빠지지 않도록 주의하고, 천천히 부드럽게 원래 자세로 돌아온다.

4. 같은 동작을 15~20회 반복한다. TIP. 이 운동은 종아리 바깥쪽에 있는 장비골근과 단비골근을 강화하여 발목이 삐는 것을 예방하는 효과가 있다.

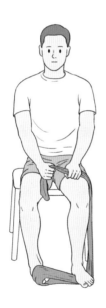
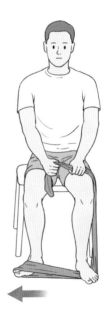

밴드를 이용한 발목 내번 운동

1. 운동하려는 발을 반대쪽 무릎 위에 올리고, 밴드를 위에서 아래 방향으로 걸어준다. 밴드의 나머지 부분을 바닥에 닿아 있는 발로 밟는다. 밴드의 힘에 의해 발이 아래로 처진 상태에서 시작한다.

2. 밴드의 힘에 저항하면서 발을 최대한 위로 꺾듯이 올려준다.

3. 천천히 부드럽게 원래 자세로 돌아온다.

4. 같은 동작을 15~20회 반복한다. TIP. 후경골근, 전경골근을 비롯한 내번 근육들을 자극하는 운동으로, 발의 아치를 강화하는 효과가 있다.

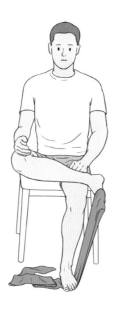 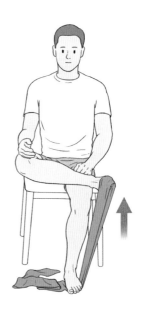

굳은 발목을
풀어주는 법

　관절은 움직여야 관절입니다. 그런데 여러 가지 이유로 굳거나 운동 범위가 줄어들기도 합니다. 대표적인 원인은 장기간의 고정과 미사용, 그리고 염증에 의한 관절 주변 연부조직의 유착입니다. 흔히 말하는 오십견도 염증과 유착으로 어깨가 굳어서 운동 범위가 감소하고 통증이 유발되는 병입니다. 그래서 오십견을 유착성 관절낭염(adhesive capsulitis) 또는 동결견(frozen shoulder)이라고 합니다. 발목을 다치거나 수술 후 깁스나 보조기를 너무 오래 해서 관절이 다 굳어버리기도 합니다. 이 밖에도 퇴행성 관절염, 류머티즘 관절염 등으로 관절이 손상되어 강직이 생기기도 합니다.

충분히 움직이지 못하는 관절은 통증과 기능 저하를 유발합니다. 굳어서 부드럽게 움직이지 않는 관절을 억지로 꺾으니까 조직이 당겨지고 뜯어지면서 통증이 생깁니다. 이런 유형의 통증은 주로 움직이기 시작할 때 두드러집니다. 관절이 필요한 만큼 충분히 움직이지 못하면 자세와 균형에 지장이 생기고 쪼그려 앉거나 양반다리가 안되는 등 일상생활에서 제한이 생깁니다. 또한, 발목 움직임이 제한되면 주변 관절에도 무리가 가고 앞꿈치에 가해지는 스트레스도 증가합니다.

따라서 관절 고유의 가동 범위(range of motion, ROM)를 회복시키는 것은 기본 중의 기본입니다. 스발롬의 '롬(ROM)'이 바로 이 관절의 운동 범위를 뜻합니다. 사람마다 약간씩 차이가 날 수는 있지만, 일반적으로 발목은 위로 20도(신전, 족배굴곡), 아래로 40도(굴곡, 족저굴곡), 안쪽으로 30도(내번, 내반), 바깥쪽으로 20도(외번, 외반)로 총 110도를 움직일 수 있어야 합니다. 지금 손으로 발을 잡고 발목을 빙글빙글 돌려보세요. 발로 크게 'ㄱ, ㄴ, ㄷ, ㄹ' 글씨를 쓰는 운동도 한번 해보세요. 이 정도로 발목이 풀리지 않을 정도로 많이 굳었다고요? 그럼 다음의 방법으로 스트레칭해보세요.

무릎으로 벽 닿기

1. 벽을 마주하고 한 발은 앞으로, 한 발은 뒤로하고 선다. 이때 앞발의 위치는 벽과 약 **10cm** 정도로 떨어지게 한다. **TIP.** 앞발은 일자로 반듯하게 하고, 바깥쪽으로 벌어지지 않도록 주의한다. 뒷발은 중심 잡고 서기 편하도록 적당히 넓게 벌리고, 앞발과 수직이 되도록 한다.

2. 앞쪽 무릎이 벽에 닿도록 체중을 실어서 무릎을 앞으로 민다. 이 자세를 **10~15초간** 유지한다. **TIP.** 벽과의 거리를 점점 늘려나가는 것을 목표로 한다. 이 운동은 발목의 신전 범위를 증가시키는 효과가 있다.

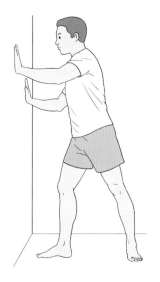
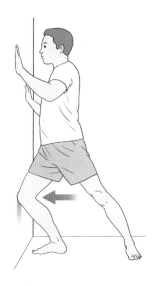

밴드 걸고 무릎 앞으로 밀기

1. 운동용 밴드를 발목의 앞쪽에서 뒤쪽 방향으로 건다. **TIP.** 이때 밴드의 높이가 중요한데, 반드시 안쪽과 바깥쪽 복숭아뼈보다 아래에 위치해야 한다.

2. 밴드의 나머지 부분을 뒤쪽 다리로 밟고, 밴드 끝부분은 손으로 잡는다. **TIP.** 밴드가 발목을 앞에서 뒤로 힘 있게 당기도록 적당히 밴드의 긴장도를 조절한다.

3. 그 상태로 체중을 앞쪽 다리에 실으며 무릎을 앞으로 민다. **TIP.** 이 운동은 거골을 발목 안쪽으로 넣어주는 효과가 있다. 발목 인대가 파열되어 거골이 앞쪽으로 약간 전위된 채로 발목 운동 제한이 생기는 경우에 특히 효과적이다.

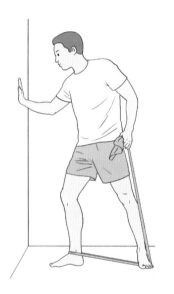
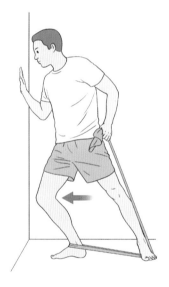

발목 아래로 꺾기

1. 의자에 편안하게 앉아서 발톱이 아래로 향하고 발가락의 윗부분이 바닥에 닿는 방향으로 자세를 취한다. TIP. 바닥에 푹신한 것을 깔고 하면 좋다.

2. 발에 지긋이 힘을 주어 발목의 앞쪽이 늘어나는 것을 느낀다. TIP. 이 운동은 선 자세로 벽이나 의자를 잡고 한 발씩 해도 좋다.

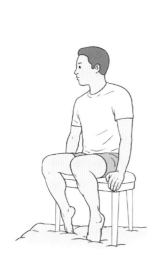 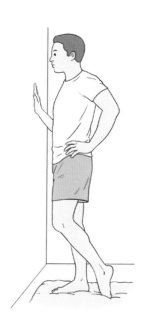

스트레칭하면 아픈데 계속 해도 되나요?

굳은 조직을 늘리는 과정에서 어쩔 수 없이 통증이 발생하는데, 너무 아프지 않은 범위 내에서 꾸준히 하는 게 좋습니다. 약간 아픈 정도까지, 참을 수 있을 만한 정도까지 매일 하다 보면 운동 범위가 조금씩 늘어나게 됩니다. 물론 이런 운동을 해도 괜찮은지에 대해서는 주치의와 상담 후에 하는 게 좋습니다.

발을 제대로 써먹으려면
이걸 해야 합니다

아무리 좋은 물건도 제대로 작동하지 않으면 쓸모가 없죠. 발도 마찬가집니다. 튼튼하고 부드러워진 것으로 끝나는 게 아니라 기능적으로 잘 작동할 수 있도록 훈련해야 합니다. 이를 위해서 중요한 게 바로 밸런스, 즉 균형감각 훈련입니다. 스발롬의 '발', 밸런스 운동은 다리 재활 운동의 완성이자, 발목 염좌와 낙상 사고를 예방하는 필수 조건입니다.

혹시 '나는 균형감각은 문제없어!'라고 자신한다면, 지금 한번 한 발로 서서 눈을 감고 고개를 좌우로 도리도리하면서 몇 초나 버틸 수 있는지 해보세요. 아마 5초를 버티기 힘들 겁니다. 발과 다리에 분포한 수많은 고유감각 수용체로부터 들어오는 몸의 위치와 자세에 대한 정보를 고유감각 또는 고유 수용성 감각이라고 합니다. 쉽게 얘기하면 눈으로 쳐다보지 않아도 지금 내 발이 어떤 자세로 있는지를 알 수 있는 감각입니다. 고유감각이 좋고 반사신경이 잘 작동하면 몸이 알아서 균형을 잘 잡습니다.

고유감각과 반사신경은 나이가 들면서 점차 둔해집니다. 젊은 사람도 다치거나 수술 후 한동안 제대로 다리를 쓰지 않으면 감각이 떨어집니다. 하지만 균형감각은 훈련을 통해 개선될 수 있습니다. 이제부터 소개하는 동작들은 넘어지지 않으려고 애를 쓰고 버티는 과정에서 고유감각과 반사신경을 모두 자극하고 훈련시키는 운동입니다. 처음에는 몇 초를 버티기가 어렵더라도 꾸준히 하다 보면 조금씩 더 오래 버틸 수 있게 될 겁니다. 연령과 개인의 능력에 따라 쉬운 동작도 있고 어려운 동작도 있을 텐데, 잘 안되는 동작들을 찾아서 잘될 때까지 반복해 연습하는 게 약해진 균형감각을 훈련시키는 아주 좋은 방법입니다.

밸런스 운동은 아무리 강조해도 지나치지 않고, 재활에서 가장 중요하다고 해도 과언이 아닙니다. 부상을 예방하고 완전한 일상과 스포츠 활동으로 돌아가고 싶은 모든 분은 꾸준히 연습해서 균형을 잃지 않는 삶을 살길 바랍니다.

두 발로 일자 서기

1. 서서 두 발을 앞뒤로 나란히 일자로 붙인다.

2. 그 자세로 30초 이상 유지한다. TIP. 팔은 손 허리 또는 두 팔을 벌려도 된다.

3. 다리를 바꿔서 같은 동작을 반복한다.

4. 잘되거나 너무 쉽다면 눈 감기, 고개 돌리기로 난도를 높여서 수행한다.

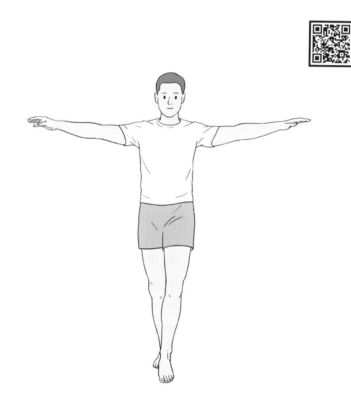

한 발로 서서 다리 벌리기

1. 손 허리 자세로 서서 한쪽 다리를 옆으로 45도 정도 들어 올린다. TIP. 안전
을 위해 의자나 식탁을 잡고 해도 된다.

2. 그 자세로 눈을 감고 20~30초간 유지한다.

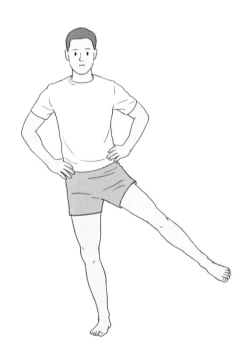

나무 자세

1. 손 허리 자세로 서서 한쪽 다리를 들고 한 발로 선다. 허벅지를 골반 높이 만큼 들고 무릎은 편안하게 90도 자세를 취한다.

2. 들고 있는 발을 딛고 있는 다리 무릎 안쪽에 댄다. TIP. 골반이 틀어지지 않도록 주의한다.

3. 중심이 잡히면 두 손을 합장하고 머리 위로 높이 올린 자세에서 20~30 초간 유지한다.

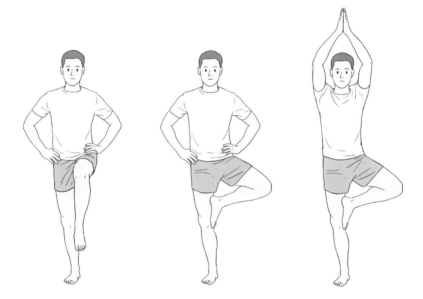

강아지 오줌 싸기 자세

1. 한 발로 서서 반대쪽 다리를 옆으로 45도 정도 들어 올린다.

2. 그 자세에서 허리를 약간 숙이면서 양쪽 무릎을 동시에 구부릴 수 있는 만큼 구부린다. TIP. 손은 허리 또는 앞을 향해 두어도 된다.

3. 강아지가 오줌 쌀 때 뒷다리를 들 듯이, 들고 있는 다리의 고관절을 열어 주면서 높이 올린 상태로 20~30초간 유지한다.

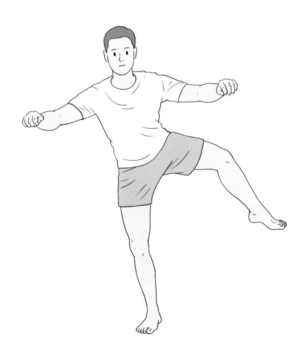

비행기 자세

1. 비행기 날개처럼 두 팔을 벌리고, 허리를 앞으로 숙이면서 한쪽 다리를 뒤로 쭉 뻗는다.

2. 옆에서 봤을 때 머리부터 발끝까지 이어지는 선이 바닥과 평행한 상태로 10~15초간 유지한다. TIP. 앞에서 봤을 때와 옆에서 봤을 때 모두 딛고 있는 다리와 몸이 'T'자 형태를 취해야 한다.

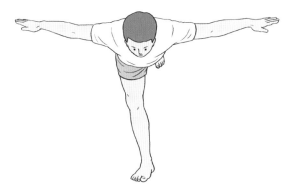

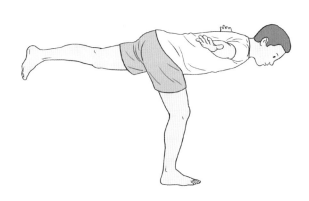

한 발로 서서 앉았다 일어서기

1. 두 팔을 옆으로 벌리고 한 발로 선다. 들고 있는 다리의 허벅지를 골반 높이만큼 든다.
2. 그 자세로 딛고 있는 다리의 무릎을 천천히 최대한 구부린다.
3. 다시 무릎을 피며 천천히 원래 자세로 돌아온다.
4. 같은 동작을 10~15회 반복한다.

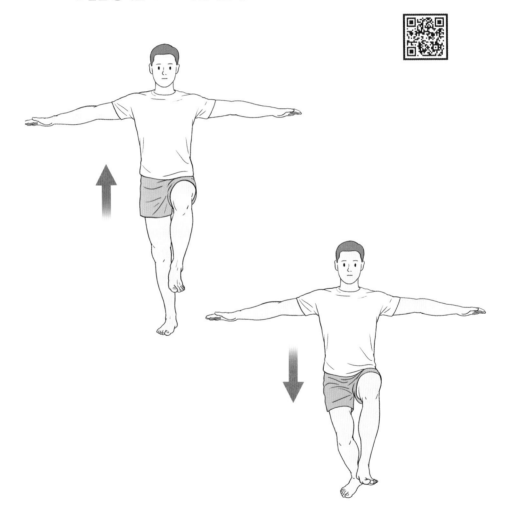

한 발로 서서 땅 짚고 하늘 찌르기

1. 손은 허리를 짚고 한 발로 선다.
2. 천천히 자세를 낮춰 한쪽 손으로 바닥을 짚었다가, 다시 일어나면서 손을 하늘 높이 찌른다.
3. 같은 동작을 10~15회 반복한다.

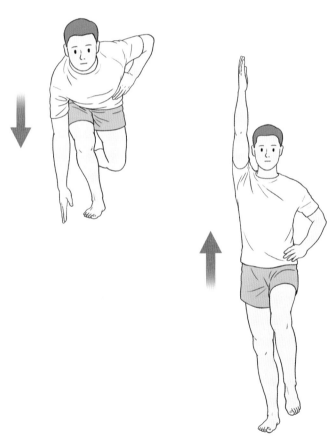

한 발로 깡충 버티기

1. 한 발로 서서 무릎을 살짝 구부리고 균형을 잡는다. TIP. 팔은 손 허리 해도 되고 양옆으로 벌려도 된다.

2. 그 상태로 한 발 앞으로 깡충 뛰었다가 같은 발로 착지한다.

3. 착지 후 그대로 5초간 균형을 잡고 유지한다.

4. 다시 뒤로 깡충 뛰었다가 착지한 후 5초간 유지한다.

5. 앞뒤로 왔다 갔다 하는 것을 5회 반복한다. TIP. 바닥에 열십자(十)를 그어놓고 앞뒤로, 양옆으로, 사선으로 모두 하면 좋다.

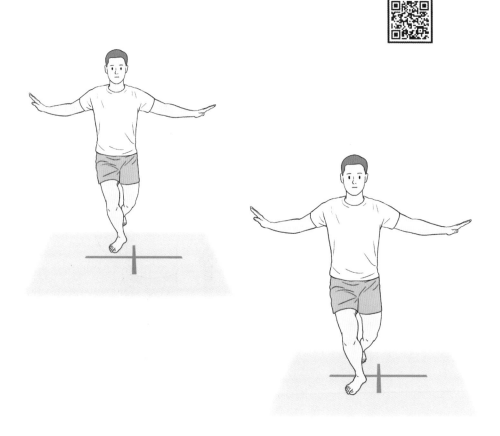

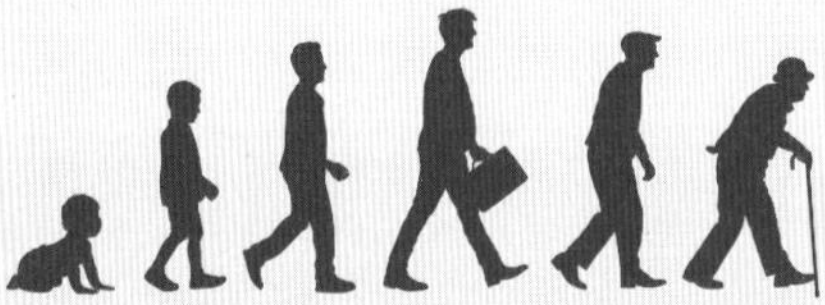

4장

제대로 알고 하는
맨발 걷기

발 건강을 위협하는
만 보 걷기

"운동하세요"라고 하면 가장 먼저 떠오르는 게 아마 걷기일 겁니다. 걷기는 참 좋은 운동입니다. 언제 어디서나, 누구나 쉽게 할 수 있는 대표적인 국민운동이라고 할 수 있습니다. 건강하게 오래 살기 위해서는 자주 걸어야 합니다.

걷기 운동의 효과를 크게 3가지로 정리하면 심폐기능의 향상, 체중 및 성인병 조절 효과, 그리고 뼈와 근육의 건강 향상입니다. 우선 걷기는 많은 분이 좋아하는 유산소운동입니다. 장시간 걷기 위해서는 전신에 지속적으로 산소를 공급해야 하기 때문에 걷기 운동을 하면 자연스럽게 심장 박동과 폐 기능이 좋아집니다. 심폐기능을 더욱 강화시키기 위해서는 심장 박동이 조금 빨라지도록 힘차고 빠르게 걷는 것이 좋습니다. 또, 걷기 위해 지속적인 에너지를 만들어내는 과정에서 탄수화물(당)과 지방이 연료로 사용됩니다. 그러니 걷기 운동을 하면 혈당이 떨어져서 당뇨에 좋고, 지방이 소모되니까 살이 빠지고, 콜레스테롤 수치가 내려가므로 고혈압 예방과 혈관 건강에도 좋습니다. 힘차게 걸으면 다리 근육도 튼튼해지고, 다리 근육이 커지면 기초대사량이 늘어나서 칼로리 소모량도 늘어납니다. 체중을 실어서 바닥을 딛는 것은 뼈세포를 자극하여 뼈를 튼튼하게 해주고, 햇볕을 받으면서 걸으면 뼈 건강에 도움되는 비타민D가 생성되는 효과가 있습니다. 운동으로 기분이 좋아지는 건 덤입니다.

이렇게 좋은 효과들이 많다 보니 '많이 걸으면 걸을수록 더 좋겠지?'라고 생각하는 분들이 많이 있습니다. 그래서 매일 1시간씩 걷거나, 만 보 걷기를 목표로 하는 분들도 많습니다. 2만 보, 3만 보씩 걷는다는 분들도 가끔씩 볼 수 있습니다. 과연 많이 걸으면 걸을수록 효과가 비례해서 계속 늘어날까요? 특별한 문제만 없다면 많이 걷는 것이 좋을까요?

그렇지 않습니다. 사실 '만 보 걷기'는 마케팅의 산물입니다. 1960년대에 일본에서 '만보기'를 처음 만들었던 회사에서 '만 보를 걸으면 건강에 좋다'라는 식으로 캠페인을 벌인 것이 도쿄 올림픽을 통해 전 세계적으로 유명해지게 되었습니다. 의학적으로 반드시 만 보를 걸어야 어떤 효과를 얻을 수 있는 것은 아닙니다. 하지만 아직도 많은 사람들은 만 보 걷기를 만병 통치의 방법처럼 여기고 있습니다.

그렇다면 과연 하루에 얼마나 걷는 것이 가장 적당할까요? 개인의 목표와 건강 상태에 따라 다르지만, 보통 걷기를 통해 얻을 수 있는 심폐기능 강화 효과, 근골격계 강화 효과, 우울증 예방 효과, 고혈압, 당뇨, 고지혈증 등의 성인병 예방 또는 조절 효과, 일부 암 발생율 저하 효과 등은 하루에 7,000~8,000보 정도를 걸으면 충분히 얻을 수 있습니다. 그 이상을 더 걸었을 때 칼로리 소모 외에 추가적으로 얻어지는 효과는 별로 없습니다. 따라서 일상생활 중에 이미 7,000~8,000보 이상을 걷는 분은 별도의 걷기 운동을 할 필요가 없습니다. 일반적으로는 일상생활을 통해 하루에 3,000~4,000보 정도를 걷기 때문에 3,000~5,000보 정도를 걷기 운동으로 보완해주면 좋습니다.

만 보 걷기를 추천하지 않는 이유는 크게 2가지입니다. 첫 번째 이유는 만 보 걷기는 발 건강을 위협합니다. 지나치게 많이 걷는 것은 당연히 발에 무리가 됩니다. 발이 바닥을 디딜 때마다 체중을 견뎌야 하는데 너무 많이 걸으면 뼈와 관절, 근막과 힘줄에 스트레스가 누적될 수밖에 없습니다. 특별한 증상이 없을 수도 있지만, 계속하다 보면 결국 과사용으로 인한 증상이나 여러 가지 발 질환이 생길 가능성이 높습니다. 발이 아파서 병원에 오는 분들 중 만 보 걷기가 원인인 경우가 상당히 많습니다. 그런 분들에게는 발 건강을 위해서 만 보 걷기는 하지 말라고 당부합니다.

만 보 걷기를 추천하지 않는 두 번째 이유는 운동 효율이 낮기 때문입니다. 사실 걷는 것은 크게 힘든 운동이 아닙니다. 그래서 누구나 쉽게 할 수 있는 건 장점이지만 그만큼 운동 효율이 낮습니다. 산책하듯 천천히 걸으면 1시간씩 걸어도 별로 운동이 되지 않습니다. 걷기의 운동 효과를 높이기 위해서는 일부러 보폭을 크게 해서 걷거나 팔을 힘차게 휘저으며 빠른 속도로 걸어야 합니다. 하지만 그렇더라도 실내 자전거나 달리기, 수영 등 다른 유산소운동에 비해 효율이 떨어집니다. 투자 대비 근육 강화 효과도 낮은 편입니다. 걷기 운동이 다리 근육을 강화시키기는 하지만 근육에 가해지는 자극이 그리 크지 않습니다. 뿐만 아니라 풋코어 강화 효과도 별로 없습니다. 걸을 때 균형을 잡기 위해 발바닥에 힘이 들어가기는 하지만 발가락을 벌리고, 모으고, 구부리고, 펴는 동작들을 하지 않기 때문에 풋코어 자극 효과는 미미한 수준입니다.

유산소는 숨 쉬고,
무산소는 숨 참고?

만 보 걷기보다 중요한 건 우리 몸에 필요한 운동을 바로 알고 적절하게 하는 겁니다. 우리 몸은 유산소운동과 무산소운동을 모두 필요로 합니다. 유산소, 무산소 하니까 '숨 쉬고 하는 운동', '숨 참고 하는 운동'으로 어렴풋이 알고 있는 분들이 많은데 그런 뜻은 아닙니다. 내가 호흡을 하고 안 하고의 차이가 아니라, 근육에서 에너지를 생성하는 과정에서 산소를 이용하느냐 안 하느냐의 차이입니다. 운동할 때 근육이 수축하기 위해서는 아데노신 3인산(ATP, adenosine triphosphate)이라고 하는 에너지가 필요합니다. 이 ATP는 근육에 저장되어 있는 것도 있고, 운동을 하면서 근육이 지속적으로 만들어내기도 합니다. ATP를 만들

때는 체내의 당과 지방을 원료로 사용하는데, 산소 없이 빠르게 소량의 에너지를 만들기도 하고, 세포 내 미토콘드리아에서 산소를 사용하면서 천천히 대량의 에너지를 만들기도 합니다.

무산소운동이란 주로 짧고 강도 높은 운동으로 근력과 파워를 증가시키는 운동을 말합니다. 헬스장에서 무거운 기구를 이용하여 근육을 키우는 운동이 여기에 해당됩니다. 중력에 저항해서 무거운 무게를 들었다 났다 하기 때문에 저항성 운동이라고도 하고, 근력을 키우기 때문에 근력운동이라고도 합니다. 이런 운동은 보통 단시간에 매우 강한 노력을 필요로 합니다.

대개 한 동작을 10~20회 정도 반복하는 걸 한 세트라고 하는데, 한 세트는 길어야 몇 십 초 정도 소요됩니다. 이 짧은 시간 동안 근육에 이미 저장되어 있는 에너지와 무산소대사를 통해 빠르게 만들어내는 에너지를 주로 사용합니다. 근육에 저장되어 있는 ATP는 일반적으로 3초 정도면 다 고갈되고, 무산소대사를 통해 만들어낸 ATP로 20~30초 정도 유지가 가능합니다. 무거운 아령을 반복해서 들다 보면 어느 순간 힘이 다 빠져서 더 이상 들어 올릴 수가 없는데, 이는 근육에 저당된 ATP와 무산소대사를 통해 급하게 만들어낸 ATP를 모두 사용했기 때문입니다. 우리가 보통 '힘들다'는 표현을 많이 쓰는데, 실제로 힘을 다 써버리면 더 이상 힘이 없는 상태에 도달합니다. 헬스를 하는 분들은 이런 경우를 '근육이 다 털렸다'고 표현하는데, 실제로 ATP가 탈탈 털린 상태니까 상당히 정확한 표현입니다.

근육이 완전히 털린 상태에서는 아무리 이를 악물고 하더라도 더 하지 못합니다. 그런데 1~2분 정도 휴식을 취하고 나면 신기하게도 다시 또 한 세트를 할 수 있게 됩니다. 쉬는 동안 근육에서 ATP를 만들어냈기 때문입니다. 이렇게 산소를 사용하지 않고 빠르게 만들어내는 ATP의 양은 많지가 않습니다. 뿐만 아니라 무산소대사의 부산물로 젖산이 생기는데, 근육에 젖산이 쌓이면 피로감이 증가하여 오래 운동하기 어렵습니다. 운동을 보다 지속적으로 하기 위해서는 더 많은 양의 ATP를 생산해야 하는데, 그러기 위해서는 유산소 대사가 필요합니다.

유산소운동은 일반적으로 중간 정도의 강도로 장시간 동안 지속하는 운동으로 걷기, 계단 오르기, 등산, 조깅, 자전거 타기, 수영, 에어로빅 등이 있습니다. 오랜 시간 운동을 계속하기 위해서는 근육에서 에너지를 지속적으로 만들어서 사용해야 하는데, 이때는 산소가 필요합니다. 다시 한번 얘기하자면 유산소운동은 입과 코로 숨을 들이쉬는 호흡을 하면서 하는 운동을 뜻하는 것이 아니고, 운동을 하는 동안 근육 내 세포에서 지방과 탄수화물

(당)을 재료로 에너지를 만들어내는 과정에서 산소를 같이 태우기 때문에 유산소운동이라고 합니다. 운동하는 동안 당과 지방을 계속해서 소모하기 때문에 혈당도 떨어지고 체지방이 감소합니다. 유산소운동은 심장과 폐의 효율성을 높여 심폐 지구력을 향상시키기 때문에 더 많은 산소를 효율적으로 전신으로 운반하고 사용할 수 있게 해줍니다. 따라서 유산소운동은 심장 질환, 고혈압, 당뇨병, 비만 등의 위험을 줄이는 데 도움을 주고, 스트레스 감소와 정신 건강에도 좋습니다.

유산소 대사는 당과 지방을 재료로 사용하고 산소를 태우면서 조금 더 복잡하고 느린 과정을 거치지만, 많은 양의 ATP를 만들어냅니다. 무산소대사가 포도당 1개로 2개의 ATP를 만들어내는 것에 비해 유산소 대사는 같은 포도당 1개로 30~32개의 ATP를 만들어냅니다. 뿐만 아니라 유산소 대사는 체내 축적된 지방을 태워 훨씬 많은 양의 ATP를 생성하는데, 지방산의 종류에 따라 하나의 지방산으로 106~129개의 ATP를 만듭니다. 살을 빼려면 유산소운동을 해야 된다고 하는 이유가 바로 여기에 있습니다. 유산소 대사는 이렇게 다량의 ATP를 만들어서 장시간 운동을 지속할 수 있게 해줍니다.

중강도, 고강도
유산소운동

같은 걷기 운동을 하더라도 옆 사람과 얘기하면서 걷는 것과 숨이 차서 대화가 불가능한 정도로 빠르게 걷는 것은 다릅니다. 운동 중에 옆 사람과 대화는 가능하지만 노래 부르기는 어려운 정도가 중강도 운동에 해당됩니다. 운동 중에는 힘들어서 말하기도 어려운 상태라면 고강도 운동에 해당됩니다. 그냥 '적당히 힘들다'가 중강도, '매우 힘들다'가 고강도 운동이라고 생각해도 괜찮습니다.

이렇게 구분하는 이유는 유산소운동도 운동 강도에 따라 나타나는 효과가 다르기 때문입니다. <u>고강도 운동은 짧은 시간에 많은 에너지를 소모하며, 운동 후에도 한동안 신진대사가 활발히</u>

이루어지고, 체력 향상과 빠른 체중 감소, 신진대사 증가 등의 효과가 있습니다. 중강도 운동은 심폐기능 강화, 지구력 증진, 스트레스 감소, 체중 관리 등의 효과가 있습니다. 따라서 개인의 나이, 신체 조건, 건강 상태, 운동 목표에 따라 보다 효과적이고 안전한 운동 계획을 세우는 게 좋습니다.

맨날 똑같이 걷기만 하는 것보다는 빠르게 걷기, 자전거 타기, 계단 오르기, 수영 등을 적절히 섞어서 해주는 게 좋습니다. 발이 아파서 걷기 운동이 어려운 분들도 자전거를 타거나 수영을 하면 됩니다. 자전거는 안장에 앉아서 타기 때문에 체중의 대부분이 엉덩이에 부과되고 발에 실리는 무게와 부담은 크게 줄어듭니다. 자전거를 탈 때 한 가지 팁을 드리면, 페달을 아래로 밀기만 하지 말고 허벅지를 끌어 올리면서 페달을 잡아당기는 식으로도 해보세요. 페달 밀기와 당기기를 같이 해주면 다리 근육들이 골고루 자극되기 때문에 운동 효율이 훨씬 높아집니다. 무릎이 안 좋은 분들은 안장을 높여서 타면 무릎의 자극을 줄일 수 있습니다.

중강도와 고강도 운동을 보다 정확하게 구분하는 건 심박수에 따라 정해집니다. 중강도 운동은 심박수가 최대 심박수의

50~70%, 고강도 운동은 최대 심박수의 70~85% 범위에 있을 때를 말합니다. 여기서 최대 심박수란, 개인이 운동 중에 도달할 수 있는 최대 심장 박동수를 뜻합니다. 최대 심박수는 심장이 안전하게 처리할 수 있는 최대 부하이기 때문에, 이를 초과하는 운동은 심장에 과도한 부담을 주어 위험할 수 있습니다. 일반적으로는 '최대 심박수 = 220 − 나이' 공식으로 계산합니다. 예를 들어, 나이가 60세라면 220 − 60 = 160이니까 분당 160회가 최대 심박수가 됩니다. 개인의 신체 조건과 건강 상태에 따라 달라지지만, 나이에 따른 중강도, 고강도 운동을 나누는 심박수 기준을 정리하면 다음과 같습니다.

나이에 따른 운동 강도별 심박수 기준

나이	최대 심박수 (회/분)	중강도 운동 (분당 심박수)	고강도 운동 (분당 심박수)	암기할 숫자
20	200	100~140	140~170	140
30	190	95~133	133~162	133
40	180	90~126	126~153	126
50	170	85~119	119~144	119
60	160	80~112	112~136	112
70	150	75~105	105~128	105
80	140	70~98	98~119	98
90	130	65~91	91~111	91

복잡해 보이지만 본인에게 해당되는 기준 숫자 하나만 외우고 있으면 됩니다. 예를 들어, 50대면 심박수 119를 넘어가면 고강도이고 넘지 않으면 중강도이기 때문에 '119'만 외우면 됩니다. 60대면 '112'만 외우세요. 이러한 기준을 외우고 있으면 보다 재미있고 효과적으로 운동할 수 있습니다. 같은 걷기를 하더라도 운동 목표에 따라 속도를 높여 심박수를 높일 수도 있고 반대로 낮출 수도 있습니다.

심박수는 분당 심장 박동수이기 때문에 직접 측정하는 것도 어렵지 않습니다. 손목 안쪽이나 목에서 기관지 바로 옆을 살짝 만져보면 맥이 뛰는 것을 찾을 수 있습니다. 1분 동안 맥박이 몇 번 뛰는지를 직접 세도 되지만, 보통은 15초 동안 센 다음 4를 곱합니다. 요즘은 러닝머신이나 스마트워치 등에서 심박수가 자동으로 체크되기 때문에 이를 이용하면 편하게 실시간으로 운동 강도를 조절할 수 있습니다.

운동, 하루에
얼마나 하는 게 좋을까?

운동은 얼마나 하는 게 좋을까요? 당연히 개인의 목표와 건강 상태에 따라 다르지만 세계보건기구(WHO)와 미국 심장 협회에서는 일반적인 성인의 경우, 일주일에 최소 150분의 중강도 유산소운동 또는 그의 절반인 75분의 고강도 유산소운동을 권장하고 있습니다. 여러 연구 결과들을 종합적으로 분석한 결과 주당 이 정도의 운동을 해주면 심장 질환, 뇌졸중, 당뇨병, 비만, 고혈압과 같은 만성 질환의 위험을 감소시킬 수 있으므로 기준을 정해준 겁니다.

이를 일주일에 운동하는 횟수로 나눠서 정리하면 다음 표와 같습니다. 예를 들어, 주당 3일을 운동한다고 하면 중강도 운동

	1일	2일	3일	4일	5일	6일	7일
중강도 운동	150분	75분	50분	38분	30분	25분	22분
고강도 운동	75분	38분	25분	19분	15분	13분	11분

(빠르게 걷기, 자전거 타기, 가벼운 조깅 등)의 경우 하루 약 50분, 고강도 운동(달리기, 빠르게 자전거 타기, 에너지가 많이 필요한 댄스 클래스 등)의 경우 하루 25분 정도가 됩니다.

매일 1시간씩 걷는 분들이 많은데, 일주일에 5일을 운동할 경우 하루에 30분씩만 걸으면 걷기로 얻을 수 있는 건강상의 유익은 충분히 얻어진다는 뜻입니다. 그 이상으로 많이 운동하는 것은 칼로리를 더 소모하는 것 외에는 추가적인 이득이 많지 않다는 뜻이기도 합니다. 굳이 매일 만 보 걷기를 할 필요가 없다는 것과 일맥상통하는 얘기입니다.

걷기만 하지 말고
이렇게 운동하세요

이제 걷기만 하고 "운동 다했다."라고 하는 게 왜 잘못된 건지 알겠죠? 많은 분이 체중 조절을 위해, 당 조절을 위해, 건강을 위해 주구장창 걷기만 하는데 이렇게 걷기만 하는 것은 발을 혹사시키고 운동 효율은 떨어집니다. 투자하는 시간 대비 운동의 효율을 높이려면 걷기를 줄이고 다른 운동을 더 해야 합니다.

운동은 반드시 유산소운동과 근력운동을 모두 해줘야 하고, 중강도와 고강도 운동을 적절히 섞어서 해주는 게 좋습니다. 그러면 어떤 조합으로 운동을 하는 게 좋을까요? 당연히 개인의 목표와 건강 상태에 따라 다르지만 운동에 익숙치 않거나 그동안 걷기 운동만 1시간씩 했던 분들에게는, 걷기 운동은 30분 정도만 하고 대신 나머지 시간에 근력운동을 하는 것을 권장합니다. 일주일에 3일 정도 운동한다고 했을 때 하루에 중강도 유산소운동을 30분 정도 하고, 추가로 고강도 근력운동은 10~15분 정도 해주면 아주 적당합니다. 그날그날 운동 목표에 따라 근력운동을 더 하는 날은 유산소운동을 좀 줄이고, 유산소운동을 더 하고 싶은 날은 근력운동을 좀 줄여도 됩니다.

근력운동은 힘들다고 잘 안 하는 경우가 많은데요, 한 번 그 매력에 빠지면 벗어나기가 힘듭니다. 며칠만 해봐도 근육이 붙는 게 느껴지고 생활에 활기가 돕니다. 달고 지내던 통증도 저절로 많이 없어지는 걸 경험할 수 있습니다. 뿐만 아니라 근육에서 나오는 여러 가지 호르몬의 작용으로 살이 빠지고, 혈액순환도 좋아지고, 머리가 맑아지면서 확실히 건강해졌다는 걸 느끼게 됩니다. 하지만 정형외과 의사로서 근력운동을 강조하는 건 근력운동의 긍정적인 이유에만 있지 않습니다. <u>근력운동을 하지 않았을 때에 생기는 부작용이 더 무서워서 근력운동을 강조하는 겁니다. 가만히 있으면 나이가 들면서 자연적으로 근육은 매년 조금씩 줄어듭니다.</u> 근육이 빠지면 앞에서 얘기했던 근육의 장점들이 그대로 반대로 나타나게 됩니다. 몸이 왜소하고 구부정해지고, 기운이 없으니 활력이 떨어집니다. 당 조절이 안되고 체지방이 쌓이며 혈관도 좁아집니다. 혈액순환이 안 좋아지면서 손발이 시리고 여러 가지 통증에 더 시달리게 됩니다. 그러다가 다리가 후들거려 넘어지면 골절로 이어져 쇠약의 길로 접어듭니다. 따라서 나이가 들수록 자연적으로 줄어드는 근육량을 상쇄하기 위해서는 별도로 근육을 키우는 운동을 꾸준히 해줘야 합니다.

그렇다면 어떤 근력운동을 해야 할까요? 근력운동을 하라고 하면 아령으로 팔운동을 하는 분들이 많은데, 하체에 집중해야 됩니다. 물론 몸통과 상체, 하체의 모든 근육을 골고루 운동시켜야 하지만 엉덩이, 허벅지, 종아리의 큰 근육들이 몸 전체의 50% 이상을 차지하기 때문에 그만큼 건강에 미치는 영향이 큽니다. 뿐만 아니라 체중을 지탱하고 이동에 필수적이기 때문에 하체 근육을 튼튼하게 해야 합니다. 다리가 튼튼해야 나이 들어 놀러도 다니고, 요양원에 누워서 남의 도움을 받는 기간을 줄일 수 있습니다. 따라서 앉았다 일어났다를 반복하는 스쿼 운동이나, 벽에 기대고 보이지 않는 의자에 앉은 것처럼 자세를 취하면서 1분씩 버티기, 까치발 들어 올리기 등을 통해 하체를 튼튼하게 하세요. 헬스장에 갈 수 있다면 레그프레스(leg press), 레그익스텐션(leg extension), 레그컬(leg curl) 등의 운동이 허리에 부담도 적고 좋습니다. 하체 운동은 힘들고 재미가 없어서 소홀하기 쉽지만, 운동한 만큼 더 건강해진다는 걸 꼭 기억하면 좋겠습니다.

맨발 걷기가
우리 몸에 주는 변화

　최근 맨발 걷기가 유행입니다. 맨발로 걷는 것은 생각보다 재미있고 여러 가지 운동 효과도 있습니다. 그래서 저도 자주는 아니지만 시간이 날 때마다 즐겨 하고 있습니다. 처음 맨발로 땅을 디뎠을 때의 어색함과 약간의 두려움, 시원함과 개방감, 그리고 발로 전해지는 다양한 자극에 마냥 신기해했던 기억을 잊을 수가 없습니다.

　앞서 설명했듯이 걷는 것 자체가 원래 좋은 운동입니다. 신발을 신고 벗고와 상관없이 규칙적인 걷기 운동은 심폐기능 강화 효과, 근골격계 강화 효과, 스트레스 완화 및 우울증 개선 효과, 체지방 감소 효과, 고혈압, 당뇨, 고지혈증 예방 또는 조절 효과,

일부 암 발생율 저하 효과가 있는 것으로 보고되고 있습니다. 걷는 것 자체가 이렇게 건강에 이로운데, 맨발로 걸으면 어떤 추가적인 이득을 기대할 수 있을까요?

맨발 걷기는 사실 대단한 것이 아니고 원래 인간 본연의 모습입니다. 맨발로 걸을 때 가장 자연스러운 걸음걸이가 가능합니다. 우리는 신발을 신고 걷는 것에 익숙해져 잘 알아차리기 어렵지만 맨발로 걸을 때와 신발을 신고 걸을 때의 걸음걸이는 다릅니다.

운동화나 등산화를 신으면 바닥 쿠션도 좋고 이물질에 찔려서 다칠 위험도 적기 때문에 힘차고 자신 있게 걷게 됩니다. 하지만 맨발로 걸으면 아무래도 다칠까 봐 조심스러워지기 때문에 보폭이 줄어들고 바닥도 살피면서 천천히 살살 걷게 됩니다. 고양이 걸음처럼 살살 걷는다는 얘기는 아니고, 정상 보행을 하지만 천천히 조심해서 걷게 된다는 뜻입니다. 또한 사람마다 보행 시 약간의 좌우 비대칭성이 있을 수 있는데, 맨발로 걸으면 좌우 비대칭성의 정도가 감소하여 보행 패턴이 개선된다는 실험 결과도 있습니다. 따라서 신을 신고 자신 있게 쿵쿵 걷는 것에 비해서 맨발 걷기는 관절에 무리가 덜 가기도 하고, 보다 균형 잡힌 보행이 가능해집니다. 다만, 여기서 관절에 무리가 덜 간다는 것은 조심해서 살살 걷기 때문에 충격이 덜하다는 뜻입니다. 맨발이더라도 신을 신고 걷는 것처럼 쿵쿵 걸으면 신발 쿠션에 의한 충격 흡수 효과가 없기 때문에 관절에 더 무리가 올 수 있습니다.

굽 높이에 따른 보행의 변화도 있습니다. 직립 보행을 하는 인간은 맨발로 서 있을 때 척추와 모든 관절이 가장 자연스럽고 균형 있는 정렬 상태가 됩니다. 그런데 거의 대부분의 신발은 뒷굽이 앞굽보다 높습니다. 남성화도 뒷굽이 있고, 키높이 신발도 뒤꿈치 부분이 높습니다. 신발의 뒷굽이 높은 것은 기능적인 부분도 있지만 미용적인 이유가 큽니다. 뒷굽이 높은 신발을 신으면 키도 커지지만 상대적으로 다리가 길어 보입니다. 엉덩이가 올라가고 상체가 자연스레 뒤로 젖혀지기 때문에 가슴이 더 커 보이는 효과도 있습니다. 그래서 보다 더 당당한 자세가 나오고 심리적으로도 자신감이 생깁니다.

그런데 굽이 높은 하이힐을 신고 또각또각 걷는 여성의 발걸음을 한번 살펴보세요. 신발을 벗고 걸을 때와는 상당히 다르죠? 뒷굽이 높은 신발을 신으면 몸의 무게중심이 앞쪽으로 쏠리게 됩니다. 체중이 앞으로 쏠린 상태에서 균형을 잡기 위해서는 허리가 더 뒤로 젖혀지게 되어 허리에 무리가 갑니다. 또 뒷굽이 올라간 만큼 종아리 근육과 아킬레스건도 짧아진 상태에서 걷게 됩니다. 이러한 자세가 오랫동안 지속되면 우리 몸은 거기에 적응하는 방향으로 변하는데 그로 인해 아킬레스건염, 족저근막염, 무지외반증, 지간신경종 등 여러 가지 질환이 생기게 됩니다. 그런 면에서 맨발 걷기는 인간 본연의 자연스러운 걸음걸이를 가능하게 해 여러 가지 질환을 예방하는 효과가 있다고 할 수 있습니다.

풋코어를 자극하는
맨발 걷기

인간은 울퉁불퉁한 자연 환경에서 달리면서 사냥도 하고 위험할 때 도망칠 수 있도록 태어났는데, 오늘날 우리는 대부분 신발을 신고 다닙니다. 신발 안에서 발은 전체가 거의 하나의 기관처럼 통으로 움직이게 됩니다. 공간적인 제한이 있기 때문에 신발 안에서 발가락을 구부리고, 펴고, 벌리고, 모으고 하는 동작들을 하지 않습니다. 따라서 풋코어 근육의 사용이 줄어듭니다.

또한 신발 안에서 발은 고유의 기능들을 많이 사용하지 않고 걷게 됩니다. 신발은 그저 발을 보호만 하는 게 아니라 더 쉽고 편하게 걸을 수 있도록 도와줍니다. 아치를 지지하고, 충격을 흡수하며, 바닥을 구르고, 박차고 나가는 일련의 과정을 더욱 쉽고 효율적으로 수행할 수 있게 해줍니다. 덕분에 우리는 신발을 신고 더 오래 더 많이 걸을 수 있고, 많이 걸어도 발이 덜 피곤합니다. 하지만 계속 이렇게 신발의 도움을 받다 보면 발이 조금씩 약해지는 부작용이 있습니다. 사용하지 않는 발의 근육과 고유의 기능은 조금씩 약해지고 퇴화되기 때문입니다.

맨발 걷기는 발 근육을 자극해서 운동 효과가 있습니다. 신을 신으면 발이 통으로 움직이기 때문에 발의 여러 잔근육들의 개별적인 움직임은 별로 일어나지 않지만 맨발로 걸으면 발이 더 움직일 수밖에 없습니다. 울퉁불퉁한 노면에 따라 발이 더 많이 움직이고 조금씩 비틀어지기도 합니다. 넘어지지 않고 균형 잡고 걷기 위해서 풋코어 근육들이 자극되고 움직임이 활발해집니다. 발가락 하나하나에도 더 힘이 들어가고 풋코어 근육들을 개별적으로 사용하기 때문에 근육 강화 효과가 있습니다.

물론 걷는 것만으로는 부족합니다. 맨발 걷기는 신발을 신고 걷는 것보다는 운동 효과가 있지만, 맨발로 걷는다고 모든 풋코어 근육들이 충분히 자극되는 건 아닙니다. 풋코어 근육을 제대로 단련하기 위해서는 풋코어 운동을 통해 개별적인 기능을 살려야 합니다.

반사신경과 균형감각을 깨우는 맨발 걷기

맨발 걷기는 둔해진 발의 감각을 깨우는 효과가 있습니다. 평생 신발 깔창만 느끼고 살던 발에게 자연을 느끼게 해줍니다. 발에 닿은 물체가 나뭇가지인지 돌멩이인지 느끼게 해주고, 딱딱한지 부드러운지, 따뜻한지 차가운지 등 다양한 감각을 느끼게 해줍니다.

신발을 신으면 발바닥과 지면 사이에 두꺼운 신발 바닥이 끼여 있어서 많은 정보가 차단되지만 맨발로 걸으면 모든 감각이 그대로 살아 있습니다. 울퉁불퉁하거나 경사진 바닥을 맨발로 걸으면 발의 자세가 더 잘 느껴지기 때문에 고유감각도 더 자극됩니다. 넘어지지 않기 위해 지속적으로 정보를 처리하고 반사적으로 근육에 힘이 들어가는 과정에서 반사신경과 균형감각이 훈련되는 효과가 있습니다.

우리가 걷거나 운동을 할 때 넘어지지 않으려면 균형을 잘 잡아야 합니다. 균형감각이 좋은 사람은 어떤 노면 상태에서도 몸이 본능적으로 움직여서 중심을 잘 잡지만, 균형감각이 떨어지는 사람은 중심을 잡지 못하고 넘어집니다. 어르신들이 넘어져서 다치는 경우가 많은 것도 균형감각이 떨어지기 때문입니다.

균형감각은 신체 여러 기관의 협력으로 이루어집니다. 크게 감각과 운동으로 나눠볼 수 있는데 시각, 귓속의 전정기관 그리고 몸의 고유감각을 통해 들어온 여러 가지 정보를 뇌 또는 척수신경이 처리하여 적절하게 움직이도록 근육에 명령을 내립니다. 따라서 이 중 어느 하나라도 기능이 나빠지면 결과적으로 균형감각이 떨어집니다.

균형을 잡는 데 있어서 발의 역할은 매우 큽니다. 많은 감각수용체와 신경이 존재하기 때문에 발은 매우 예민한 기관입니다. 그래서 발바닥을 간지럽히면 간지럼을 많이 타기도 합니다. 발이 예민한 것은 걸을 때 바닥이나 외부 환경으로부터 오는 여러 가지 자극을 정확하게 느끼기 위함입니다. 또한, 눈으로 보지 않고도 발이 어떤 자세를 취하고 있는지를 느낌으로 알 수 있는데,

그런 감각을 고유감각 또는 고유 수용성 감각이라고 합니다. 외부 자극과 발의 자세를 정확하게 감지하는 것은 두 발로 걷고 생활하기 위해 가장 기본적으로 요구되는 기능입니다.

균형을 잘 잡고 넘어지지 않기 위해서 또 하나 중요한 게 바로 반사신경입니다. 해부학적으로 '반사신경'이라는 신경이 따로 있는 것은 아니고, 반사신경은 '감각신경'과 '운동신경'이 무의식적이고 자동적으로 반응하는 것을 말합니다. 뜨거운 프라이팬에 손이 닿으면 뜨겁다는 것을 머리로 생각할 겨를이 없이 본능적으로 손을 떼어 손상을 최소화합니다. 마찬가지로 걷다가 발을 삐끗하거나 넘어지려고 하면 몸이 다치지 않으려고 반사적으로 움직이게 됩니다. 노면의 상태와 발의 위치와 자세에 대한 여러 정보가 들어오는데, 그 정보들이 머리까지 올라가서 생각의 과정을 거쳐 몸을 움직이면 시간이 지체되기 때문에 척수가 중간에서 처리해 재빠르게 위험을 피할 수 있도록 운동신경을 자극하여 근육을 움직입니다. 이런 과정을 척수반사라고 합니다. 균형감각은 실시간으로 들어오는 몸의 위치와 자세에 대한 여러 가지 정보를 처리해서 넘어지지 않도록 필요한 근육의 힘을 반사적으로 조정하는 능력입니다.

따라서 맨발 걷기는 외부의 자극을 더 잘 느끼게 하여 고유 수

262

용성 감각을 깨우고 반사신경의 작동을 활발히 해서 균형감각을 훈련하는 효과가 있습니다.

맨발로 걸어도
되는 발과 아닌 발

"발이 아픈데 맨발로 걸어도 되나요?"

"족저근막염이랑 무지외반증이 있는데 맨발로 걸으면 좋을까요?"

"평발인 사람은 맨발로 걸으면 안 되나요?"

"당뇨가 있는데 맨발로 걸어도 될까요?"

"처음엔 아프지만 하다 보면 괜찮아진다"고 말씀하는 분들도 있지만 맨발 걷기를 하고 나서 없던 발병이 생겨서 병원에 오는 분들도 있습니다. 맨발 걷기가 여러 가지로 발을 자극해서 운동 효과가 있다고 했지만 발에 따라서 다릅니다. 그렇다면 과연 맨발로 걸어도 되는 발과 맨발로 걸으면 안 되는 발이 따로 있을까요?

이 질문에 대해 딱 잘라서 "그렇다", "아니다"로 대답하기는 어렵습니다. 각자 가지고 있는 문제가 다르고, 같은 병이라도 정도의 차이가 있기 때문입니다. 또, 모든 약에는 효능과 부작용이 함께 있듯이, 맨발 걷기도 발 건강에 도움이 되는 부분과 그렇지 않은 부분이 있습니다. 아무리 좋은 약도 나랑 안 맞으면 소용없는 법입니다.

맨발로 걷는 것은 신발이라는 보호 장치 없이 맨살이 노출되기 때문에 기본적으로 다칠 위험이 있습니다. 당연히 맨발로 걸을 때는 바닥을 잘 살피며 조심히 걷지만, 그렇더라도 눈에 잘 보이지 않는 뾰족한 것에 찔릴 수 있습니다. 파상풍을 비롯해 여러 가지 균에 의한 감염 가능성도 배제할 수 없습니다. 실제로 맨발 걷기를 하고 나서 발에 고름이 차서 수술한 분도 있고, 발가락 뼈 골절로 병원에 온 분도 있습니다. 이제부터 발 질환과 증상에 따라 맨발 걷기를 해도 되는 발과 아닌 발을 알려드리겠습니다.

족저근막염의 경우 맨발 걷기는 도움이 되는 부분도 있고 해로운 부분도 있습니다. 맨발로 걸었을 때 족저근막과 풋코어 근육들이 스트레칭되고 풋코어 근육이 강화되는 점은 족저근막염에 이롭다고 할 수 있습니다. 맨발 걷기를 하고 나서 족저근막염이 좋아졌다고 하는 경우는 이런 이유 때문입니다. 하지만 족저근막염으로 발에 통증이 심한 상태에서 맨발로 걷는 것은 증상을 악화시킬 가능성이 더 높습니다. 족저근막염은 팽팽한 족저근막에 과도한 인장력이 누적되어 생긴 병인데 당연히 심한 상태에서는 맨발 걷기가 도움이 될 리 없습니다. 이럴 때는 신발로 발을 보호해야 합니다. 신발의 두꺼운 겉창은 발바닥에 가해지는 인장력을 줄여주는 효과가 있습니다. 등산을 하면 많은 걸음을 걷게 되는데, 등산화의 겉창이 두꺼운 것은 많이 걷더라도 발을 최대한 보호하기 위한 목적입니다. 이런 점에서 보자면 맨발로 많이 걷는 것은 족저근막염을 유발하거나 악화시킬 수 있습니다.

앞꿈치가 찌릿찌릿하거나 화끈거리는 지간신경종으로 고생하는 분들도 많습니다. 앞서 설명했듯 지간신경종은 발바닥에 있는 신경이 과도하게 짓이겨져서 생기는 증상으로 종아리와 아킬레스건의 단축, 쿠션 역할을 하는 발바닥 지방 패드의 위축, 풋코어 근육의 약화 등이 흔한 원인입니다. 이런 증상이 있는 분들은 걸을 때 발가락 관절이 꺾이는 것을 최대한 막아주는 게 증상 완화에 도움이 됩니다. 발가락 관절이 과도하게 꺾일 때마다 앞꿈치 바닥쪽에 있는 신경은 더 늘어나고 짓이겨지기 때문입니다. 따라서 지간신경종이 있다면 맨발 걷기는 오히려 증상을 악화시킵니다. 보호 장치 없이 걷는 것은 문제가 있는 신경을 더욱 자극하고 손상시킵니다.

무지외반증이나 평발은 정도가 심하지 않은 경우 맨발로 걸어도 크게 상관이 없거나 도움이 되는 부분도 있습니다. 좁은 신발은 무지외반증을 악화시키므로 무지외반증이 있으면 가급적 볼이 넓은 신발을 신는 게 좋은데, 맨발로 걷는 것은 그런 관점에서는 권장할 만합니다. 또한 맨발 운동으로 풋코어 근육이 강화되면 발의 구조적인 안정성이 좋아져서 아치가 튼튼해지고 발이 보다 건강한 모양을 유지하는 데 도움이 됩니다.

하지만 평발이나 무지외반증, 소건막류, 갈퀴족지 등의 변형이 정도가 심하다면 얘기가 다릅니다. 이미 변형이 많이 진행되었다면 발의 정상적인 구조가 무너진 상태입니다. 탑이 한번 기울기 시작하면 시간이 갈수록 점점 기울듯이, 발에 생기는 대부분의 변형은 한번 시작되면 서서히 더 심해집니다. 정렬을 유지하고 있던 힘의 균형이 깨지면 그다음부터는 모든 힘이 변형을 악화시키는 방향으로 작용합니다. 그런 상태에서 맨발로 걷는 것은 변형의 진행을 가속화할 수 있습니다. 평발이 심한데 맨발로 걸으면 발바닥이 아래 방향으로 불룩해지려는 힘을 받아서 평발이 더 나빠집니다. 무지외반증이 심한데 맨발로 걸으면 발 볼이 넓어지려는 힘이 증가하여 변형이 더욱 악화될 수 있습니다. 또, 발의 변형이 심하면 비정상적인 압력 분포로 발바닥에 굳은살도 흔히 동반되는데, 신발에 의한 보호가 없기 때문에 굳은살로 인한 통증은 더 심해집니다.

발바닥이 얇아지는 지방패드위축증후군이 있는 분들도 상당히 많습니다. 질병이라기보다는 발바닥의 노화 현상으로 인한 변형이라고 이해하는 편이 맞습니다. 발바닥이 얇아지면 충격 흡수 기능이 떨어져서 걸을 때마다 통증이 생깁니다. 이런 경우는 쿠션이 좋은 신발을 신어서 발을 보호해야 합니다. 맨발 걷기는 신발을 벗고 걷는 운동이기 때문에 증상이 심해질 수 있습니다. 발바닥에 내재된 원래의 쿠션도 줄어들어 충격 흡수가 안되는데, 신발까지 벗고 맨발로 걸으면 발에는 무리가 될 수밖에 없습니다. 부드러운 황톳길이나 모래사장을 걷는다면 괜찮을 수 있지만 단단한 흙길을 맨발로 걷는 것은 발에 많은 충격을 가하게 됩니다.

특히 당뇨가 있는 분들은 맨발 걷기를 하지 않는 게 좋습니다. 당뇨 전 단계이거나 당뇨가 생긴 지 오래되지 않고 아무런 합병증 없이 잘 관리되고 있다면 안전한 곳에서 조심하면서 조금씩 해볼 수는 있습니다. 하지만 당뇨병성 신경병증으로 감각이 저하된 분들은 절대로 맨발 걷기를 하면 안 됩니다. 그런 분들은 발에 상처가 나도 아무런 느낌이 없어서 모르고 계속 걷다가 상처가 깊어져 궤양이 생기거나 감염이 될 가능성이 높습니다. 당뇨병성 혈관병증이나 말초동맥폐쇄성 질환 등으로 다리의 혈액순환 장애가 있는 분들은 상처가 생기면 잘 낫지 않고 심한 경우엔 절단에 이를 수도 있기 때문에 맨발 걷기는 금기입니다.

걷는 것 자체는 좋은 운동이지만 발에는 무리가 될 수 있습니다. 무리가 되지 않는 범위 내에서 적당히 걷는 것은 괜찮지만 변형이나 질환이 있는 발을 가지고 많이 걷는 것은 발을 혹사시키는 행위입니다. 따라서 앞서 말한 질환이 있는 경우에는 발을 보호할 수 있는 신발을 신고, 발이 아프지 않은 범위 내에서 걷는 것이 바람직합니다. 발이 아픈데 맨발로 자연을 꼭 느끼고 싶다면, 신을 신고 걸은 후에 쉬면서 맨발로 땅을 밟아보는 것도 좋은 방법입니다.

맨발 걷기가 발 건강에 도움이 되는 부분이 있지만, 필수적인 운동 방법은 아닙니다. 여러 가지 발 질환이나 변형 또는 당뇨로 인해 맨발 걷기를 못하는 분들은 너무 서운해하지 마세요. 실내에서도 풋코어 근육 운동, 밸런스 훈련, 발 마사지, 지압 등으로 발 건강을 챙길 수 있습니다.

맨발 걷기 전 알아야 할
주의사항

맨발 걷기를 하기 전에 반드시 알아야 할 주의사항이 있습니다. 우선 맨발 걷기는 준비와 적응 과정이 필요합니다. 무턱대고 따라 했다가는 고생할 수도 있습니다. 평생토록 신발의 보호를 받아온 발은 생각보다 여리고 약합니다. 제대로 사용하지 않은 풋코어 근육은 나이가 들며 위축되고 조금씩 퇴화되어 있을 수도 있습니다. 평소 스트레칭 운동을 꾸준히 하지 않았다면 종아리 근육과 아킬레스건, 풋코어 근육과 족저근막이 뻣뻣하고 단축되어 있을 가능성이 높습니다. 그런 상태에서 갑자기 신발의 보호와 도움 없이 맨발로 걸으면 족저근막과 아킬레스건, 그리고 뼈와 관절에 무리가 됩니다.

따라서 맨발 걷기에 나서기 전에는 평소보다 준비 운동에 신경을 써야 합니다. 충분한 스트레칭으로 종아리와 풋코어 근육, 아킬레스건과 족저근막을 부드럽게 풀어주는 것이 발에 부담을 덜어주고 부상을 예방할 수 있는 방법입니다. 또한, 이 책에서 설명드리는 풋코어 강화 운동도 발을 튼튼하게 해서 부상을 줄이는 데 도움이 됩니다.

맨발 걷기가 처음이라면 조금씩 시작하세요. 처음부터 무리하게 맨발로 만 보 걷기에 도전하지 말고, 조금씩 걸어보고 괜찮은지 확인하면서 늘려가는 게 바람직합니다. 새 신을 신을 때도 길들이는 과정이 필요하듯, 맨발이라는 새 신도 적응 과정이 필요합니다.

맨발로 걸을 때는 반드시 좋은 길을 선택해야 합니다. 잘 정비된 황톳길이나 깨끗하게 관리된 잔디밭이 좋습니다. 바닷가 모래사장도 좋고, 깨진 조개껍데기가 많지 않다면 갯벌도 괜찮습니다. 야생 흙길이나 풀이 깊어 바닥이 보이지 않는 길은 위험할 수 있으니 피해야 합니다. 아파트 주변 등 애완동물의 분변이 섞여 있을 가능성이 높은 곳도 피하는 게 좋습니다. 간혹 러닝머신을 맨발로 걷는 분도 있는데 러닝머신이나 아스팔트, 시멘트 바닥은 자연과의 직접적인 접촉이 아닐뿐더러 마찰에 의해 쉽게 물집이 생기거나 발에 무리가 됩니다. 어느 곳이든 맨발로 걸을 때 바닥에 위험한 물체가 없는지 잘 살피면서 걸어야 합니다.

맨발 걷기는 신을 신고 걸을 때와는 다른 운동 효과를 얻기 위한 것이므로 걷는 방법도 달라야 합니다. 보통의 걷기 운동은 운동 강도를 높이기 위해 보폭을 크게 하거나 숨이 가쁠 정도로 약간 빠르게 걷는 것이 좋습니다. 하지만 맨발로 걸을 땐 천천히 바닥을 느끼면서 걷는 게 좋습니다. 바른 자세로 몸의 균형을 유지하려고 노력하면서 걸어야 합니다. 돌멩이나 나뭇가지에 의해 발바닥이 시원하게 지압되는 것을 느껴보고, 발 근육이 자극되면서 발가락 하나하나에 힘이 들어가는 것도 느껴보세요.

맨발 걷기를 계속 하려면 파상풍 예방접종을 하는 게 좋습니다. 파상풍(tetanus)은 파상풍균(clostridium tetani)이 만들어내는 신경독소가 신경세포에 작용하여 근육의 경련성 마비와 동통을 동반한 근육 수축을 일으키는 감염성 질환입니다. 녹슨 못이나 쇠에만 있는 것으로 생각하는데, 이 세균은 흙이나 동물의 분변에도 흔하게 존재합니다. 외관상 뚜렷하지 않은 작은 상처를 통해서도 균이 들어올 수 있기 때문에 맨발로 걸을 때 특히 위험할 수 있습니다. 파상풍균에 감염되면 며칠 후부터 상처 주위에 국한된 근육 수축이 나타나다가 전신으로 근육 경련과 경직이 발생할 수 있고, 심한 경우에는 사망에 이르기도 합니다. 따라서 맨발로 걷다가 상처가 나거나 의심 증상이 생기면 바로 병원에 가서 치료를 받아야 합니다. 파상풍은 예방접종을 통해 예방할 수 있는데, 모든 영유아에게 권장하는 필수 예방접종에 포함되어 있습니다. 하지만 어렸을 때 맞은 걸로 계속 효과가 있는 것은 아닙니다. 면역을 유지하기 위해서는 10년마다 추가 접종이 필요합니다.

맨발 걷기를 하고 난 후에는 상처가 생기지 않았는지 발을 꼼꼼히 살피고, 깨끗하게 씻어야 합니다. 흙에는 파상풍균뿐만 아니라 다양한 세균과 곰팡이도 있기 때문에 상처가 생겼다면 빨리 소독약을 바르고 병원에서 치료를 받아야 합니다.

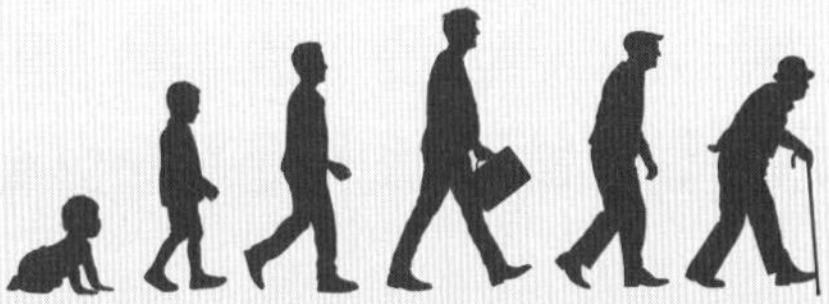

5장

정형외과 의사로서 당신에게 건네는 조언

꼬부랑 할머니가 되고 싶지 않다면
이걸 지켜야 합니다

> 꼬부랑 할머니가, 꼬부랑 고갯길을
>
> 꼬부랑 꼬부랑, 넘어가고 있네
>
> 꼬부랑 꼬부랑, 꼬부랑 꼬부랑

어렸을 때 아무 생각 없이 흥얼거렸던 노래인데, 가만히 생각해보면 리듬처럼 흥겨운 노래는 아닙니다. 저의 할머니도 허리가 거의 90도로 구부러져 지팡이를 짚고 땅을 보며 걸으셨습니다. 설거지를 하실 때에도 싱크대에 몸을 기댄 채로 하셨습니다. 그땐 몰랐는데 지금 생각해보니 얼마나 힘드셨을지 마음이 아픕니다. 그런데 할아버지는 끝까지 허리를 펴고 사셨습니다. 할머니가 더 일을 많이 하셔서 그랬을까요?

요즘은 도시 생활을 하면서 예전에 비해 밭일을 하는 분들이 줄어서인지, 심한 꼬부랑 할머니는 드물어진 것 같습니다. 하지만 병원에 오는 분들의 겉옷을 벗겨보거나 엑스레이를 보면 등이 조금씩 굽어 있는 분들을 여전히 많이 발견할 수 있습니다. 등이 굽게 되면 옷을 입어도 태가 나지 않고 더 나이가 들어 보이기 때문에 누구도 원치 않습니다. 나이 들어 구부정하게 다니고 싶지 않다면 꼭 지켜야 하는 게 바로 뼈 건강입니다.

뼈 건강을 지키려면 뼈에 대해 알아야 합니다. 뼈는 골격을 유지하고 내부 장기를 보호하며 움직임을 가능하게 하는 조직입니다. 또, 생명 유지를 위해 반드시 필요한 칼슘의 저장 창고이기도 합니다.

어려서부터 성인이 되기까지 뼈는 계속해서 성장합니다. 그런데 키가 다 자란 후에는 어떻게 될까요? 가만히 있을까요? 그렇지 않습니다. 겉으로 봐서는 뼈가 그대로 있는 것 같지만, 뼈는 지속적으로 변하고 있습니다. 집도 오래되면 리모델링 공사를 하듯이, 뼈도 오래된 부분은 조금씩 흡수되어 없어지고 새로운 뼈로 대체되는 리모델링 과정을 통해 신선하고 건강하게 유지됩니다. 오래된 뼈를 갉아먹는 파골세포는 철거반입니다. 철

거반이 있다면 새롭게 집을 짓는 건설반이 있겠죠? 새로운 뼈를 만들어내는 세포를 조골세포라고 합니다. 파골세포와 조골세포는 늘 함께 일하면서 1년마다 우리 몸의 10~15%의 뼈를 교체합니다. 따라서 7~10년이 지나면 우리 몸의 모든 뼈는 새로운 뼈로 교체됩니다.

그런데 파골세포와 조골세포의 균형이 깨지면 어떻게 될까요? 오래된 뼈를 갉아먹는 만큼 새로운 뼈를 만들어내지 못한다면 골밀도가 감소하게 되고, 심해지면 뼈에 구멍이 숭숭 뚫립니다. 이렇게 뼈가 약해지는 것을 정도에 따라 골밀도감소증 또는 골다공증이라고 합니다.

골다공증은 생각보다 매우 흔한 질병입니다. 대한골대사학회의 2023년 보고서에 의하면 우리 나라 50세 이상 여성의 37.3%가 골다공증을 갖고 있고, 절반에 가까운 48.9%는 골다공증의 전 단계로 불리는 골감소증 상태입니다. 50세 이상 여성 중 골밀도가 정상인 경우는 13.8%에 불과합니다.

그런데 골다공증은, 그 자체로는 특별한 증상이 없기 때문에 인지하지 못하고 있는 경우가 많습니다. 골다공증이 있다고 해서 통증이 있거나 삭신이 쑤시는 건 아닙니다. 문제는 골절입니다. 뼈가 약한 상태에서는 작은 충격에도 쉽게 골절이 발생할 수 있습니다. 심지어는 기침하다가 갈비뼈가 부러지기도 합니다. 정상적인 뼈라면 부러지지 않을 만한 약한 힘에도 쉽게 부러지는 걸 병적골절이라고 하는데, 골다공증은 병적골절의 가장 흔한 원인입니다.

골다공증성 골절은 뼈가 한두 군데만 약해지는 게 아니라 전신이 다 약해져서 어디 한 군데가 부러져서 고쳤다고 그걸로 끝이 아니기 때문에 무섭습니다. 나머지 부위도 언제든지 부러질 위험에 처해 있기 때문에, 골다공증성 골절은 한 번 생기면 또 생길 수 있습니다. 실제로 골다공증성 골절 환자 4명 중 1명은 1년 안에 추가 골절을 경험합니다. 주로 넘어지면서 엉덩이와 척추뼈가 부러지거나 손목, 발목 골절이 흔히 일어납니다. 뿐만 아니라 골다공증성 골절은 사망으로 이어질 수도 있습니다. 고관절 골절 환자의 경우, 몇 개월 동안 침상 요양을 하는 과정에서 근육이 급격하게 감소하고 전신 대사 활동이 원활하지 못하게 되면서 1년 이내 사망에 이르는 경우가 16~22%로 높게 보고되고 있습니다.

앞서 말한 꼬부랑 할머니는 골다공증의 모습입니다. 골다공증성 골절로 척추뼈에 압박골절이 발생하면 척추뼈가 앞쪽으로 찌그러지면서 등이 굽게 됩니다. 척추뼈 여러 개가 하나둘씩 무너지면서 점점 더 꼬부랑 할머니가 되어갑니다. 그런데 꼬부랑 고 갯길을 넘어가는 건 대부분 할머니지, 꼬부랑 할아버지는 별로 없다는 것을 아세요? 등이 굽은 할아버지도 있기는 하지만, 허리를 펴지 못하는 할머니들이 훨씬 많습니다. 그 이유는 골다공증이 주로 여성에서 발생하기 때문입니다. 2019년 건강보험심사평가원 자료에 의하면 우리나라 골다공증 환자 중 여성이 차지하는 비율은 94%이고, 남성은 6%에 불과합니다.

골다공증이 주로 여성에게 발생하는 이유는 여성호르몬과 관련이 있습니다. 여성호르몬인 에스트로겐은 뼈를 갉아먹는 파골세포를 억제하는 기능이 있어서 자녀를 출산할 수 있는 생식 연령 동안 여성의 뼈를 보호합니다. 그런데 여성이 폐경기에 접어들면 난소의 기능이 감소하면서 에스트로겐 수치도 점차 줄어들고 폐경기 이후에는 에스트로겐이 상당히 낮은 수준으로 유지됩니다. 에스트로겐이 감소하면 뼈에 있는 파골세포는 어떻게 될까요? 활동을 억제하는 에스트로겐이 줄어들었기 때문에 파골세포는 그때부터 신이 나서 왕성하게 뼈를 갉아먹습니다. 그에 비해 새로운 뼈를 만들어내는 조골세포는 노화에 따라 생성 능력이 떨어져서 예전만큼 뼈를 많이 만들어내지 못합니다. 그래서 50세 전후로 폐경이 되면서 골밀도가 매우 빠른 속도로 감소하는데, 평균을 내보면 폐경 후 10년 간 거의 30%나 줄어듭니다.

노화 및 여성호르몬의 감소에 따라 골밀도가 감소하는 것은 자연스러운 현상입니다. 하지만 적을 알고 나를 알면 백번 싸워도 위태롭지 않다고 했습니다. 뼈 건강에 대해 잘 이해하고 적절하게 대처한다면 끝까지 허리를 꼿꼿하게 펴고 살 수 있습니다.

나이에 따른 뼈 건강 관리법이
따로 있다?

골다공증은 폐경기 여성들만 관심 가질 문제는 아닙니다. 어린이와 청소년기, 성인기와 중년기, 그리고 노년기에 이르기까지 지속적인 관심과 관리가 필요합니다.

여기서 '최대 골량(peak bone mass)'의 개념과 나이에 따른 골량의 변화에 대해 꼭 알아둘 필요가 있습니다. 최대 골량은 한 개인이 생애 동안 달성할 수 있는 뼈의 최대 밀도와 강도를 의미합니다. 태어났을 때는 말랑말랑하던 뼈가 자라면서 점점 튼튼해지는데, 보통 청소년기 후반에서 20대 초반에 최대 골량에 도달하게 됩니다. 20~30대 초반까지는 뼈밀도가 유지되지만 30대 중반부터는 골량이 감소하기 시작합니다. 한번 약해지기 시작한

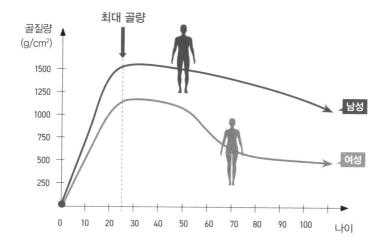

최대 골량의 형성과 나이에 따른 뼈의 감소

뼈는 노화에 따라 지속적으로 골량이 감소하는데, 여성은 폐경 이후 추가적으로 급격한 감소를 경험하게 됩니다. 나이에 따른 골량 변화에 대한 이해는 우리가 뼈 건강을 지키기 위해 어떻게 해야 하는지를 알려줍니다.

먼저 '어린 시절'과 '청소년기'는 뼈의 성장뿐 아니라 밀도도 급격히 증가하는 중요한 시기입니다. 최대 골량은 어느 정도 유전적으로 결정되는 부분이 있지만, 어린 시절과 청소년기의 영양 섭취와 신체 활동에 크게 영향을 받습니다. 따라서 '어린이·청소년 시기'에는 최대 골량을 최대한 증가시키는 게 중요합니다. 젊었을 때 정점을 찍는 최대 골량이 높으면 노년기에도 골다공증에 걸리지 않을 수 있습니다. 하지만 최대 골량이 충분히 높지 않으면 나이에 따라 뼈가 약해지면서 골감소증과 골다공증을 경험할 수밖에 없습니다.

최대 골량을 높이려면 단백질이 풍부한 육류, 해산물, 유제품, 달걀, 견과류, 콩 등을 많이 섭취하고, 칼슘 함량이 높은 우유, 치즈, 요거트 등의 유제품과 녹색 잎채소, 멸치, 꽁치, 연어 등의 생선을 많이 먹는 게 좋습니다. 칼슘의 흡수를 돕는 비타민D는 햇볕을 쪼여서 생성되는 양이 많기 때문에 '선샤인 비타민'이라고도 합니다. 또한 뼈는 무게를 질수록 자극이 되어 더 생성되기 때문에 체중을 실어주는 줄넘기, 달리기, 축구, 농구 등이 뼈 건강에 좋은 운동입니다. 따라서 어린이와 청소년들은 바깥에서 햇볕을 쪼이며 신나게 뛰어노는 게 뼈를 튼튼하게 하는 비결입니다.

'성인기'는 뼈 질량을 유지하고 뼈 손실을 방지하는 것을 목표로 해야 합니다. 정점을 찍은 골량을 최대한 오랫동안 지켜내야 합니다. 그러려면 뼈 건강에 해로운 것들을 피해야 하는데요, 뼈 건강을 해치는 대표적인 원인으로는 흡연, 과음, 지나친 카페인,

그리고 지나친 체중 감량이 있습니다.

흡연은 담배 연기에 포함된 니코틴이 혈관을 수축시키고 동맥경화를 유발하여 혈액순환을 저하시킵니다. 또한 니코틴과 담배 연기에 포함된 다른 화학 성분은 직접적으로 뼈 형성 세포인 골아세포의 기능을 저해하고, 뼈를 분해하는 세포인 파골세포의 활동을 촉진시키기 때문에 흡연은 뼈 건강에 매우 나쁜 영향을 끼칩니다. 특히 여성 흡연은 에스트로겐을 감소시켜 골 파괴를 증가시키고 뼈 형성을 감소시켜 골밀도를 저하시킵니다.

알코올, 특히 과도한 음주는 여러 가지 방식으로 골밀도를 저하시킵니다. 알코올은 위장관에서 칼슘의 흡수를 방해하고, 골형성을 담당하는 조골세포의 활동을 감소시킵니다. 과도한 음주는 간 기능을 해치는데, 간이 나빠지면 뼈 건강에 중요한 비타민D의 활성화가 저하되고 이는 칼슘 흡수 저하 및 골밀도 감소로 이어질 수 있습니다.

커피 좋아하는 분들도 뼈 건강을 생각해서 너무 많이 마시지 않는 게 좋습니다. 하루에 커피 2~3잔 정도는 대부분 크게 지장이 없지만, 카페인의 과도한 섭취는 골밀도를 떨어트릴 수 있습니다. 카페인은 소변을 통한 칼슘 배설을 증가시키고, 소장에서 칼슘 흡수를 감소시킬 수 있습니다. 혈중 칼슘 농도는 항상 적정 수준으로 유지되어야 하기 때문에 떨어지면 우리 몸은 뼈에 저장해놓은 칼슘을 빼내어 사용합니다. 커피뿐만 아니라 녹차, 홍차, 우롱차, 각종 에너지 드링크, 탄산음료 등도 카페인을 함유하고 있기 때문에 마찬가지로 과다 섭취하지 않도록 주의해야 합니다.

살을 빼려고 지나치게 하는 다이어트도 뼈 건강을 위협하는 중요한 요인입니다. 조골세포는 하중을 실어 눌러주는 기계적 자극이 있을 때 왕성하게 뼈를 만들어냅니다. 무거운 무게를 지탱해야 할 필요를 느껴야 새로운 뼈를 계속 만들어내는 겁니다. 그런데 운동 부족이나 체중 감량으로 뼈에 전해지는 기계적 스트레스가 줄어들면 조골세포는 필요가 줄어든 만큼 새로운 뼈를 덜 만들게 됩니다. 또한 과도한 다이어트는 뼈 건강에 중요한 단백질, 칼슘, 비타민D 같은 영양소를 부족하게 합니다. 따라서 뼈 건강을 위해서는 너무 마른 것보다는 적정 체중을 유지하는 것이 좋습니다.

중년기와 노년기에는
골밀도의 낙폭을 최대한 줄여라

이제 '중년기'를 알아봅시다. 50대 이후 중년기에는 골량의 낙폭을 최대로 줄이는 게 중요합니다. 중년기 여성은 폐경과 함께 골밀도가 급격히 떨어지는 위기를 맞습니다. 에스트로겐이 감소하면서 파골세포가 활성화됨에 따라 골량이 빠른 속도로 떨어지는 것을 그 누구도 피할 수는 없습니다. 피할 수 없으면 어떻게 해야 할까요? "피할 수 없으면 즐겨라."라는 말이 반사적으로 튀어나올 수도 있지만, 골밀도가 떨어지는 것을 즐기면 안 됩니다. 이 시기에는 골밀도 감소를 최대한 늦춰야 합니다.

우선 골밀도 검사를 꼭 받아보세요. 골다공증은 쥐도 새도 모르게 오기 때문에 검사를 해보지 않고서는 알 수가 없습니다. 골밀도가 정상이라면 다행이지만 그렇지 않다면 정기적으로 골밀도 검사를 받고 그 결과를 의사와 상의해야 합니다. 적절한 영양 섭취와 꾸준한 근력운동은 기본이고, 필요에 따라 골다공증 약을 처방받을 수도 있습니다. 골다공증 약은 파골세포를 억제하여 뼈의 분해를 줄이는 약도 있고, 조골세포를 활성화시켜서 뼈를 만들어내는 약도 있습니다. 약에 따라 부작용 발생 가능성이 있기 때문에 본인에게 맞는 약을 처방받아야 합니다.

골다공증이 있다고 해서 다 뼈가 부러지는 것은 아닙니다. 골다공증이 있더라도 다치지 않으면 크게 문제가 되지 않습니다. 하지만 노년기에는 넘어지거나 떨어져서 몸을 다치는 낙상 사고가 생각보다 매우 흔하게 발생합니다. 매년 65세 이상의 30%, 80세 이상의 50%가 낙상을 경험하고 있습니다. 뼈가 약해진 상태에서 발생하는 낙상은 염좌나 타박상에 그치는 경우보다 골절로 이어지는 경우가 훨씬 많습니다.

낙상은 건강의 문제나 환경적 요인에 의해 발생합니다. 건강의 문제는 근육 약화, 균형감각 저하, 보행 장애, 발의 이상, 기립성 저혈압, 시력 저하 등이 포함됩니다. 노인 낙상은 주로 집 안이나 집 근처에서 발생하는데 화장실 타일이나 미끄러운 바닥, 계단이나 문턱 같은 환경이 낙상을 유발하는 위험 요인입니다.

따라서 노년기 낙상을 예방하기 위해서는 낙상을 유발할 수 있는 환경적 요인을 점검해야 합니다. 집의 바닥을 미끄럽지 않게 하고, 턱과 계단을 없애고 필요한 곳에는 손잡이를 설치하는 등의 노력이 필요합니다. 또한 꾸준한 근력운동과 균형감각이 떨어지지 않도록 밸런스 운동을 매일 해주는 것도 중요합니다.

노년기에 당하는 낙상은 건강수명을 위협하는 요인이 되기도 합니다. 낙상에는 예방밖에 없다는 걸 머릿속에 각인하고 항상 주의를 기울이세요.

근육이 도대체
뭐길래?

"슈퍼 시니어"라는 말, 혹시 들어봤나요? 90세가 넘어서도 100m 달리기를 하고, 100세가 넘어서도 꼿꼿한 자세로 잘 걸어다니는 어르신들의 모습들을 종종 TV에서 볼 수 있습니다. 99세까지 팔팔하게 살다가 하루 이틀만 아프고 3일째 죽자는 뜻의 '구구팔팔 일이삼사'는 많은 이들이 바라는 인기 건배사인데, 이게 바로 슈퍼 시니어에 대한 로망이라고 할 수 있습니다.

그런데 진짜로 로망을 이루는 사람들이 늘고 있습니다. 통계청 자료에 의하면 우리나라 100세 이상 인구는 2018년 4,232명, 2019년 4,819명, 2020년 5,581명, 2021년 6,518명, 2022년 6,922명으로 해마다 증가하고 있습니다. 한 세기를 뜻하는 '센

츄리(century)' 클럽에 매년 평균 673명씩 가입하는 셈입니다. 어떠세요, 이 정도면 나도 한번 희망을 가지고 도전해볼 만하지 않나요?

장수의 비결은 개인마다 다를 수 있지만 일반적으로 건강한 생활 습관을 꼽습니다. 균형 잡힌 식단, 규칙적인 운동, 충분한 수면, 스트레스 관리, 긍정적인 사회적 관계, 적극적인 정신 활동이 어우러져 건강을 유지하고 삶의 질을 높이면 장수로 이어질 수 있습니다. 앞서 열거한 것들 모두 중요한 요소이지만, 운동의 중요성을 강조하지 않을 수 없습니다.

"근육이 연금보다 강하다."라는 말, 한번쯤 들어보셨죠? 책 제목이기도 한 이 표현은 노년기의 신체적 건강, 특히 근육의 중요성을 강조하고 있습니다. 근육 관리를 통한 건강과 웰빙이 경제적 안정보다 더 중요하다는 뜻입니다. 미래를 위한 재테크도 중요하지만 건강한 노년을 위해서는 '근육 테크'를 잘해야 됩니다. 방송에서 80, 90세에도 근육 부자, '근수저'임을 자랑하는 어르신들이 헬스장에서 활기차게 운동하는 모습을 보면 실제 나이보다 훨씬 젊어 보일뿐 아니라 100세 이상 사는 게 당연하게 느껴집니다. 장수의 비결은 바로 근육에 있습니다. 이 책에서도 건강하게 오래 살기 위해서는 발이 건강해야 하고, 발 건강의 핵심은 바로 발 근육, 풋코어에 있다고 강조하고 있기 때문에 일맥상통한다고 할 수 있습니다. 근육이 도대체 뭐길래 이렇게까지 강조하는 걸까요? 우리 몸에서 근육이 담당하는 역할은 생각보다 다양합니다.

근육은 움직임의 원천입니다. 근육은 음식을 먹어서 만들어진 화학에너지를 운동에너지로 바꿔 움직임을 만들어내는 우리 몸의 엔진입니다. 근육은 골격근, 심근과 내장근으로 나뉘는데 모두 각자의 위치에서 맡은 바 임무 즉, 움직임을 만들어냅니다. 그중에서 골격근은 말 그대로 골격에 붙어 있는 근육으로 가슴, 어깨, 등, 복부, 엉덩이, 팔, 다리 등에 있는 근육입니다. 골격근 덕분에 우리는 몸의 자세를 유지하고 걷고 뛰는 운동을 할 수 있습니다. 심장과 내장근은 대부분 내 의지로 움직일 수 없기 때문에 불수의근이라고 하는데, 그에 비해 골격근은 대부분 내 맘대로 움직일 수 있기 때문에 수의근, 우리말로는 맘대로근이라고 합니다. 마음만 먹으면 얼마든지 맘대로 움직일 수 있는 근육입니다.

근육은 에너지를 만들어내는 공장입니다. 생명을 유지하고 움직이기 위해서는 ATP라고 하는 에너지가 필요합니다. 에너지는 어디서 만들까요? 체내 모든 세포에서 만들지만 근육에서 가장 많은 에너지를 생성하고 사용합니다. 근육이 활동적이라서 에너지 요구량이 높기도 하지만 우리 몸에서 근육이 차지하는 비중 자체가 크기 때문에 그렇습니다. 개인차가 있지만 근육량은 여성은 대략 체중의 30~40%, 남성은 대략 체중의 40~50%가 됩니다. 따라서 근육이 많으면 에너지를 만들어내는 공장이 많아지는 것이므로 에너지가 넘쳐나게 됩니다. 단지 힘이 세다는 얘기가 아니라 활력이 있고 쉽게 지치지 않는 몸이 된다는 뜻입니다. 반대로 근육이 빈약한 몸은 에너지를 많이 만들어내지 못하기 때문에 기운도 없고 쉽게 피로해지며 회복하는 시간도 오래 걸립니다.

근육은 우리 몸의 소각장이기도 합니다. 근육은 에너지를 만드는 공장이라고 했는데, 에너지를 만들기 위해서는 재료가 필요하겠죠? 그게 바로 당과 지방입니다. 당과 축적된 지방을 태워서 에너지를 만들기 때문에 근육은 참 좋은 일을 하는 공장입니다. 따라서 근육이 많으면 많을수록 당과 지방을 많이 태우므로 기본적으로 가만히 있어도 당이 조절되고 지방이 빠집니다. 콜레스테롤도 낮아지고 혈관도 깨끗해집니다. 반대로 근육량이 적으면 재료를 충분히 태우지 못하기 때문에 당 조절이 안돼 혈당이 오르고 조금만 먹어도 지방이 쌓이기 쉬운 체질이 됩니다.

근육은 물리적으로 골격과 내부 장기를 보호하는 역할도 합니다. 엉덩방아를 찧었을 때 엉덩이 근육은 훌륭한 쿠션 역할을 하여 뼈를 보호하기 때문에, 근육의 감소는 골절로 이어질 수 있습니다. 근육은 또한 체내 열 생산으로 체온을 유지하는 역할을 합니다. 추울 때 몸이 저절로 떨리는 것도 체온이 떨어지는 것을 방지하기 위해 근육이 불수의적으로 급격하게 움직이는 겁니다.

근육은 그 외에도 호르몬 작용을 통해 전신 건강에 영향을 미칩니다. 우리가 운동을 하면 근육에서 마이오카인이라고 하는 근육호르몬이 나오는데, 그 종류는 200여 가지에 이릅니다. 이러한 근육 호르몬은 전신 건강에 여러 가지 긍정적인 작용을 합니다. 혈관을 확장시켜 혈류를 원활하게 하고 혈압을 떨어트리기도 하고, 심장 혈관 세포를 늘려 심장 조직을 회복시키는 데에도 도움이 됩니다. 인슐린의 효율성을 높여주어 혈당을 낮춰주고, 지방조직에서는 지방을 분해하는 작용도 하기 때문에 지방간염, 지방간도 개선시킵니다. 또한 뇌를 자극하여 신경세포의 성장을 촉진하고 기억력을 향상시킵니다. 뿐만 아니라 혈액을 타고 온몸으로 돌면서 염증 물질을 잡아주고 건강한 피부를 유지시켜주는 역할도 합니다.

이쯤 되면 근육은 단순히 운동을 가능케 하는 게 아니라 우리 몸의 수호신이라고 해도 과언이 아닙니다. 규칙적인 운동과 꾸준한 근육 테크를 100세 시대 장수 비결이라고 하는 게 이제 이해가 되죠?

근육이 빠져나가는 질병,
근감소증

근육이 적은 것도 병이라는 말, 혹시 들어봤나요? 나이가 들면서 근육이 줄어드는 것은 자연 현상입니다. 하지만 정도가 심하면 병입니다. 우리나라에서도 2021년부터 '근감소증'을 질병으로 인정하고 있습니다. 뼈가 약해지는 걸 골다공증이라고 진단하듯, 근육이 빠지면 근감소증 환자라고 진단합니다. 골다공증이 있는 사람이 넘어졌을 때 뼈가 부러지는 건 뼈가 약해서이지만, 애시 당초 근육이 튼튼해서 넘어지지 않으면 부러질 일이 없기 때문에 요즘은 학계에서 근감소증이 더 주목받고 있습니다.

연령대별 근육량의 추이를 보면, 우리 몸의 근육량은 30대에 정점에 도달합니다. 그 이후엔 1년에 약 1%씩 자연 감소합니다.

따라서 60대가 되면 30대에 비해 근육이 30%가 줄어들고, 80대가 되면 50%밖에 남지 않게 됩니다. 나이가 들면서 근육은 왜 이렇게 감소하는 걸까요?

근육은 끊임없는 손상과 재생이 이루어지는 조직입니다. 오랜만에 안 하던 운동을 하거나 무거운 무게를 좀 들고 난 후에 며칠 동안 근육이 뻐근하게 아팠던 적이 있었나요? 그렇게 운동 후에 발생하는 근육통은 근섬유가 파열되어 생기는 통증입니다. 손상된 후에는 근섬유를 재생시키는 과정이 뒤따릅니다. 새로운 근섬유를 만들어내면서 근육은 더 크고 튼튼해집니다. 그런데 근육의 자연스러운 재생 능력은 나이가 들면서 조금씩 떨어집니다. 손상된 만큼 재생이 되지 않으면 근육은 조금씩 감소하고 위축됩니다. 또한 노화가 진행되면서 근섬유의 크기가 작아지고 가늘어져서 전체적인 근육량이 감소합니다.

근감소증을 의심해야 할 증상은 다양합니다. 기운이 없고, 예전에 비해 무거운 것을 들기 힘들거나 병마개를 비틀어 여는 게 힘들어진 경우 근감소증을 의심해야 합니다. 종아리가 예전에 비해 가늘어지지 않았는지도 확인해보세요. 계단 오르기가 어려워지거나, 걸음걸이가 느려져서 횡단보도 신호가 바뀌기 전에 다 건너기가 어려워진 경우, 자주 넘어지는 경우 등도 근감소증

근력

무게 1.9kg을 들어서 나르는 것이
얼마나 어려운가요?

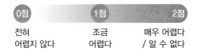

전혀   조금   매우 어렵다
어렵지 않다   어렵다   / 알 수 없다

의자에서 일어서기

의자(휠체어)에서 일어나 침대(잠자리)로
이동이 얼마나 어려운가요?

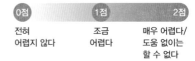

전혀   조금   매우 어렵다/
어렵지 않다   어렵다   도움 없이는
                      할 수 없다

낙상

지난 1년 동안 몇 번이나 넘어졌나요?

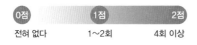

전혀 없다   1~2회   4회 이상

보행

방 안 한쪽 끝에서 다른 쪽 끝까지 걷는
것이 얼마나 어려운가요?

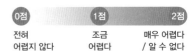

전혀   조금   매우 어렵다
어렵지 않다   어렵다   / 알 수 없다

계단 오르기

10개의 계단을 쉬지 않고 오르는 것이
얼마나 어려운가요?

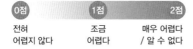

전혀   조금   매우 어렵다
어렵지 않다   어렵다   / 알 수 없다

※ 한국형 근감소증 선별 질문지: 경희대학교병원
가정의학과 원장원, 김선영 교수 연구팀 개발

을 심각하게 의심해봐야 합니다. 일상생활이 힘들고 타인의 도움을 필요로 하는 정도라면 말할 것도 없습니다.

위의 근감소증 자가진단 테스트를 해보세요. 10점 만점에 4점 이상이 나오면 근감소증을 의심할 수 있습니다.

근감소증의
치명적 영향

　'근육? 좀 없으면 어때?'라는 생각이 드시나요? 근감소증의 결과는 몸이 말라 볼품이 없어지고 힘이 약해지는 것에 멈추지 않습니다.

　무엇보다 낙상의 위험이 높아집니다. 넘어지는 것은 골다공증 때문이 아니고 근육이 약하고 균형감각이 둔해져서입니다. 넘어지려고 할 때 반사신경이 작동하고 다리의 튼튼한 근육이 잡아준다면 넘어지지 않습니다. 설령 넘어지더라도 근육이 두툼하면 근육 자체가 충격 흡수와 완충 작용을 하기 때문에 골절이 발생할 위험이 감소합니다. 하지만 근육이 말라서 붙잡을 힘이 없으면 넘어질 수밖에 없습니다. 인하대병원 정형외과 유준일 교수의 연구에 의하면 고관절 골절로 입원한 환자 359명 중 남자의 68%, 여자의 44%가 근감소증을 가지고 있는 것으로 보고되었습니다. 같은 연령대의 골절이 발생하지 않은 사람 1614명의 경우 근감소증 유병율이 남자는 16%, 여자는 7%인 것을 고려하면 근감소증이 고관절 골절에 미치는 영향이 매우 큰 것을 알 수 있습니다.

혹시 살이 안 빠져서 고민인가요? 물만 먹어도 살이 찐다고 느낀 적이 있나요? 비만의 원인이 근육량 감소 때문일 수 있습니다. 똑같이 먹어도 근육이 많으면 살이 찌지 않지만, 근육이 부족하면 뱃살과 허벅지 살이 늘어날 수밖에 없습니다. 왜 그런지 조금 더 자세히 살펴보겠습니다.

우리가 섭취한 음식은 소화 과정을 통해 탄수화물이 포도당으로 분해되어 혈액에 흡수됩니다. 이로 인해 혈당 수치가 상승하면 췌장에서 인슐린이 분비됩니다. 인슐린은 혈당을 세포로 운반하여 세포가 포도당을 에너지로 사용하거나 저장할 수 있게 도와줍니다. 인슐린이 분비되지 않거나 저항성이 있어서 제대로 작용하지 못하면, 세포 내로 이동하지 못한 채 혈당이 높게 유지됩니다. 이게 바로 당뇨병입니다. 인슐린이 정상적으로 작용하여 혈액 중의 포도당이 근육세포로 들어가면 혈당이 떨어지고 근육세포는 활성화됩니다. 근육세포는 당으로 에너지를 만들어 사용하거나 남는 포도당은 글리코겐이라는 형태로 근육에 저장합니다. 이때 근육은 저장 창고의 역할을 하기 때문에 근육량이 많으면 많을수록 근육에 당이 많이 저장됩니다. 근육의 저장 용량이 다 차면 남은 포도당은 간으로 이동하는데, 간의 저장 용량도 다 차버리면 간은 남는 포도당을 지방으로 바꿔서 뱃살, 허벅지 살 등에 차곡차곡 쌓아둡니다. 따라서 근육량이 적을수록 먹으면 다 살로 간다고 느끼게 되는 겁니다.

단순히 살이 찌는 것만이 아니라, 심뇌혈관 질환과 다리 괴사로 이어질 수도 있습니다. 증가된 지방 조직은 염증성 사이토카인을 분비하여 전신에 염증성 반응을 촉진하고, 혈관을 떠돌며 혈관 내피 세포를 자극해서 파괴해 혈관이 좁아지게 됩니다. 심장으로 가는 혈관이 막히면 심근경색이 발생하고, 뇌로 가는 혈관이 막히면 뇌경색이 발생합니다. 말초로 가는 혈관이 막히면 손발이 시리고 저린 증상이 생깁니다. 발로 가는 혈관이 심하게 막히면 통증과 괴사로 이어지기도 합니다.

근육량 감소가 당뇨병을 유발하는 원인이 되기도 합니다. 앞서 인슐린이 포도당을 근육세포로 집어넣는 역할을 한다고 했는데, 근육량이 적어서 금방 용량이 차버리면 인슐린이 충분히 분비되었는데도 혈당이 빨리 내려가지 않기 때문에 췌장에서는 더 많은 인슐린을 분비하게 됩니다. 결국 인슐린 저항성이 증가되어 당뇨병 발병 위험이 높아집니다.

이렇듯 근육 감소는 여러 가지 만성 질환의 위험을 증가시키고 신체 기능을 서서히 떨어트려 결국 삶의 질 저하로 이어집니다. 신체 기능의 저하는 우울감, 자신감 감소와 같은 정신 건강 문제와도 연결됩니다. 아프면 의료비가 증가하고, 독립적인 생활이 어려워지면 장기 요양을 해야 해서 경제 손실도 어마어마합니다. 따라서 근육을 튼튼하게 해서 오래도록 건강을 유지하는 게 연금보다 귀하다고 하는 겁니다.

잘 키운 근육,
미래의 질병을 예방한다

근 감소가 노년에 얼마나 치명적인 영향을 주는지 경각심이 생겼다면, 그것만으로도 큰 수확입니다. 근감소증은 질병으로 인정은 됐지만 아직 치료법이 없기 때문에 지금으로서는 예방이 최선입니다. 다행히도 예방하는 방법은 어렵지 않습니다.

근감소증을 예방하는 건강한 생활 습관 첫 번째는 당연히 운동입니다. 운동의 한자는 옮길 운(運), 움직일 동(動)으로 몸을 단련하거나 건강을 보존하기 위해 움직이는 일이라는 뜻입니다. 그런데 재밌는 것은 행운(幸運), 운수(運數) 등 '운이 좋다.'라고 표현하는 단어도 같은 한자 운(運)을 사용한다는 점입니다. 그렇다고 한다면 운동은 단순히 몸을 움직이고 옮기는 게 아니라,

'운을 결정하는 움직임'이라고 해석할 수도 있지 않을까요?

운동은 3장에서 얘기한 바와 같이 걷기 운동만 해서는 안 되고, 반드시 근력운동을 같이 해야 합니다. 걷기 운동은 좋은 유산소운동이지만, 효율이 낮고 발과 관절에는 무리가 가면서 근육 강화 효과는 크지 않습니다. 근육을 키우기 위해서는 별도로 저항성 근력운동을 해야 하는데, 나이가 들수록 상체보다는 하체 근육이 더 중요합니다. 하체가 튼튼해야 넘어지지 않고, 오래도록 다른 사람의 도움 없이 독립 보행이 가능합니다. 또한 허벅지와 엉덩이 근육이 몸 전체 근육량의 절반 정도를 차지할 정도로 크기 때문에, 근육을 키워서 혈당을 조절하고 기초대사율을 높여 살을 빼고자 할 때도 하체를 집중적으로 키우는 게 효과적입니다. 작심삼일로 포기하지 말고, 꾸준히 운동해서 앞으로의 건강 운을 스스로 결정하기 바랍니다.

근감소증을 예방하는 건강한 생활 습관 두 번째는 바로 영양 섭취입니다. 운동을 열심히 했는데 근육이 별로 안 생기거나, 운동을 하면 더 피곤하고 지치는 분, 운동 후 회복이 오래 걸리는 분은 영양부족일 가능성이 높습니다. 요즘 세상에 영양부족이 웬 말이냐고요? 놀라지 마세요. 우리나라 65세 이상의 절반은 단백질 부족입니다.

단백질은 수분을 제외하면 근육의 주요 구성 성분입니다. 개인차가 있지만 근육은 보통 수분 70~75%, 단백질 18~25%, 지방 2~5%, 탄수화물 1%, 칼슘, 마그네슘 등 미네랄 1%로 구성되어 있습니다. 근육은 지속적으로 손상과 재생이 이루어지기 때문에 재생에 필요한 원료를 충분히 공급해줘야 합니다. 원료가 부족하면 아무리 운동을 해도 근섬유가 손상된 만큼 재생되지 못합니다. 그렇다면 단백질을 무조건 많이 먹으면 될까요? 그렇지 않습니다.

단백질 섭취에도 몇 가지 중요한 요령이 있습니다. 우선 단백질은 동물성단백질과 식물성단백질을 골고루 섭취해야 합니다. 단백질이라고 해서 다 같은 단백질이 아닙니다. 단백질은 아미노산이라고 하는 것들이 모여서 만들어지는데, 인체에서 사용되는 아미노산은 총 20가지가 있습니다. 그중 우리 몸에서 자체적으로 만들어낼 수 있는 것도 있고, 그렇지 못한 것도 있습니다. 우리 몸에서 만들어낼 수 없는 9가지 아미노산은 반드시 음식을 통해서 섭취해야 하기 때문에 '필수아미노산'이라고 합니다. 동물성단백질은 대부분 모든 필수아미노산을 골고루 갖추고 있기 때문에 '완전 단백질'이라고도 불립니다. 동물성단백질은 체내 단백질 흡수율이 높고 인체가 쉽게 사용할 수 있다는 장점이 있습니다. 하지만 포화지방과 콜레스테롤까지 섭취해 심혈관 질환에 대한 부담이 있기 때문에 가급적 지방 함량이 낮은 것을 선택하는 게 좋습니다.

반면 식물성단백질은 대부분 '불완전 단백질'로 분류되는데, 음식에 따라 일부 필수아미노산이 부족하거나 결여되어 있습니다. 채식만 먹는 분들도 다양한 식물성단백질을 조합하면 모든 필수아미노산을 섭취할 수 있지만 쉽지는 않습니다. 하지만 식물성단백질은 칼로리와 지방이 적고, 식이섬유나 비타민, 무기질 등 영양소가 풍부한 장점이 있습니다. 따라서 건강한 식단은 동물성단백질과 식물성단백질의 균형 있는 조합이 필요하고, 완전한 단백질 섭취를 위해서는 다양한 식품원에서 단백질을 골고루 챙겨 먹는 게 좋습니다.

단백질을 부족하지 않게 충분히 먹는 것도 중요합니다. 하루 단백질 권장 섭취량은 체중 1kg당 0.8~1.2g입니다. 쉽게 체중 1kg당 1g으로 계산하면, 체중 60kg인 경우 하루 60g의 단백질을 섭취해야 합니다. 60세 이상인 경우는 근감소증 예방을 위해 1kg당 1.2g으로 계산하여 하루에 72g의 단백질을 먹는 게 좋습니다. 여기서 중요한 건 이게 단백질의 무게이지 음식의 무게가 아니라는 점입니다. 하루 60g의 단백질을 세끼에 나눠 20g

	동물성단백질	식물성단백질
장점	• 모든 필수아미노산을 고루 갖춤 • 체내 단백질 흡수율이 높음	• 칼로리와 지방이 적음 • 식이섬유, 비타민, 무기질 등 영양소 풍부함
단점	• 포화지방과 콜레스테롤까지 섭취	• 다양한 필수아미노산을 갖춰 먹기 쉽지 않음
종류	• 육류 　소고기, 돼지고기, 오리고기, 닭고기 • 생선 및 해산물 　고등어, 참치, 연어 등 　새우, 게, 조개류 등 • 유제품 　우유, 치즈, 요구르트 • 달걀	• 콩류 및 콩 제품 　대두, 녹두, 검정콩, 병아리콩, 땅콩 • 견과류 및 씨앗 　호두, 아몬드, 캐슈넛 등 　호박씨, 해바라기씨, 참깨, 치아씨 등 • 채소 　브로콜리, 시금치, 케일, 아스파라거스

씩 먹으면 되는데, 한 끼에 단백질 20g을 먹으려면 대략 자기 손바닥만 한 크기의 고기를 먹으면 됩니다. 소고기 등심 100g, 연어 100g, 닭가슴살 90g, 달걀 약 4개, 참치캔 약 1개, 두부 약 2모 정도의 양을 매끼에 챙겨 먹어야 합니다. 여기에 60세 이상은 12g을 더 섭취해야 하니까 중간에 간식으로 달걀 2개 정도를 더 드세요. 이렇게 따지면 절대 적은 양이 아닙니다. 특히 밥, 국, 나물 위주로 된 우리나라 일반 가정식만 먹을 경우엔 단백질 부

족이 생기기 쉽습니다. 우리나라 65세 이상의 절반이 단백질 부족으로 나타났다는 게 이제 이해가 되죠? 요즘에는 단백질 파우더나 단백질 음료 등도 잘 나와 있고 쉽게 구할 수 있어 필요에 따라 적절히 이용하면 좋습니다.

<u>하지만 그렇다고 단백질을 너무 많이 먹는 것도 좋지 않습니다.</u> 단백질 대사 과정에서 발생하는 질소 폐기물은 신장을 통해 처리되기 때문에 과도한 양의 단백질은 신장에 무리를 줄 수 있습니다. 단백질이 많은 식단은 섬유질이 부족할 수 있어 소화 불량이나 변비를 초래할 수도 있습니다. 육류에 포함된 포화지방과 지방은 심혈관계 질환의 위험을 증가시킬 수 있습니다. 또한 필요 이상의 칼로리는 체중 증가로 이어지므로 단백질은 적정량을 여러 번에 나눠서 먹는 게 좋습니다. 그 외에도 근육 건강에 필요한 주요 영양소들을 표로 정리하면 다음과 같습니다.

이러한 영양소들을 잘 챙겨 먹고 꾸준히 운동하는 것이 바로 재테크 못지않게 중요한 근육 테크입니다. 혹시 '이 나이에 무슨 근육이냐'라는 생각이 들 수도 있습니다. 하지만 근육 테크는 몸짱이 되려고 하는 게 아니라 나의 건강수명을 늘리고 젊음을 유지하기 위한 비결이기 때문에 하는 겁니다. 오래도록 나의 두 발로 걷는 행복을 누리고, 누워서 남의 도움을 받는 요양 기간을

영양소	근육에 미치는 효과 및 풍부한 식품
단백질	근육의 주요 구성 요소, 근육의 성장과 복구에 필수적 고단백 식품: 육류, 생선, 달걀, 유제품, 콩류, 견과류
비타민D	근육의 성장, 발달, 유지에 중요 칼슘 흡수, 근육 강도 및 기능 향상 비타민D 결핍은 근육 약화, 통증, 기능 장애 초래 햇볕 노출로 체내 합성, 식품(지방이 많은 생선, 버섯, 우유), 보충제
비타민B	에너지 생성, 신경계 기능, 적혈구 형성에 중요한 역할 단백질 대사와 근육 회복에 중요, 신경계의 정상적인 기능에 도움
칼슘	뼈 건강뿐만 아니라 근육의 기능과 신경 전달에 필수 칼슘 풍부 식품: 멸치, 연어, 우유, 치즈, 미역, 다시마, 브로콜리, 케일, 귤, 두부, 된장, 청국장 등
칼륨	근육 수축과 이완에 중요한 역할, 전해질 균형 유지 칼륨 풍부 식품: 바나나, 시금치, 감자, 아보카도 등
마그네슘	근육 수축과 이완, 에너지 생성에 필요, 근육의 피로 감소에 도움
오메가3 지방산	근육 단백질 합성 촉진, 근손실 예방, 심혈관 건강 개선 오메가3 풍부 식품: 지방이 많은 생선, 호두, 치아씨 등

줄이기 위해서 하는 겁니다.

운동은 나이들수록 더 많이 해줘야 합니다. 사랑엔 나이가 없다지만, 운동에는 나이가 있습니다. 젊은 사람들은 특별히 운동을 하지 않더라도 몸의 자연적인 재생 능력이 좋아서 근육이 잘 유지됩니다. 하지만 나이가 들면서 자연적인 재생 능력이 점점 떨어지기 때문에 젊을 때보다 오히려 더 많이 운동을 해야 합니다.

아직 늦지 않았습니다. 늦었다고 생각할 때가 가장 빠를 때라는 말이 있죠? 근육은 운동하면 다시 키울 수 있기 때문에 지금 시작해도 늦지 않습니다. 발의 코어 근육도 마찬가지겠죠? 여러분이 두 발로 건강하게 100세를 맞기를 기원합니다. 당신의 두 발 혁명을 응원합니다!

| 참고 문헌 |

- Kim et al, Epidemiology of fall and its socioeconomic risk factors in community-dwelling Korean elderly, PLoS One, 2020

- Matsuno et al, Toe grip force of the dominant foot is associated with fall risk in community-dwelling older adults: a cross sectional study, J Foot Ankle Research, 2022

- Koyama et al, Toe flexor muscle strength and morphological characteristics of the foot in judo athletes, Int J Sports Med, 2019

- Mickle et al, Effects of age on strength and morphology of toe flexor muscles, J Orthopaedic & Sports Physical Therapy, 2016

- Stern et al, A meta-analysis of long-term mortality and associated risk factors following lower extremity amputation, Annals of Vascular Surgery, 2017

- Thorud et al, Mortality after nontraumatic major amputation among patients with diabetes and peripheral vascular disease: a systematic review, J Foot Ankle Surgery, 2016

- Armstrong et al, Five year mortality and direct costs of care for people with diabetic foot complications are comparable to cancer, J Foot Ankle Research, 2020

- Alfredson et al, Heavy-load eccentric calf muscle training for the treatment of chronic Achilles tendinosis, Am J Sports medicine, 1998

100세 시대
두 발 혁명

펴낸날 초판 1쇄 2024년 4월 1일 ┃ 초판 3쇄 2024년 9월 25일

지은이 김범수

펴낸이 임호준
출판 팀장 정영주
책임 편집 김경애 ┃ **편집** 김은정 조유진
디자인 김지혜 ┃ **마케팅** 길보민 정서진
경영지원 박석호 유태호 신혜지 최단비 김현빈

인쇄 (주)웰컴피앤피

펴낸곳 비타북스 ┃ **발행처** (주)헬스조선 ┃ **출판등록** 제2-4324호 2006년 1월 12일
주소 서울특별시 중구 세종대로 21길 30 ┃ **전화** (02) 724-7648 ┃ **팩스** (02) 722-9339
인스타그램 @vitabooks_official ┃ **포스트** post.naver.com/vita_books ┃ **블로그** blog.naver.com/vita_books

ⓒ김범수, 2024

해부 일러스트레이션 ⓒ장동수, 2024
운동 일러스트레이션 ⓒ장영수, 2024

ISBN 979-11-5846-413-4 13510

비타북스는 독자 여러분의 책에 대한 아이디어와 원고 투고를 기다리고 있습니다.
책 출간을 원하시는 분은 이메일 vbook@chosun.com으로 간단한 개요와 취지, 연락처 등을 보내주세요.

비타북스 는 건강한 몸과 아름다운 삶을 생각하는 (주)헬스조선의 출판 브랜드입니다.